1

Titel; Overvind din Overspisning

Få styr på vægten og hold den resten af livet

Forfatter; Psykolog Christina Villendrup Lynge

Redaktør & journalist; Heidi Kam Schubert

Omslag & grafik; Maria Lundsten

©Kobby Mendez/unsplash

©Copyright

Foto; Colourbox

Web: www.christina-lynge.dk

© 2019 Lynge, Christina Villendrup

1. udgave

Forlag: BoD – Books on Demand, København, Danmark

Tryk: BoD – Books on Demand, Norderstedt, Tyskland

ISBN: 9788743002307

Overvind din Overspisning

Få styr på vægten og hold den resten af livet

Af Christina Villendrup Lynge

KAPITEL 2 – ÆNDRE MINDSET 75

KAPITEL 3 – VÆRKTØJSKASSEN 111

KAPITEL 6 – DU ER KLAR TIL VÆGTTAB 319

KAPITEL 7 – OPFØLGNING 333

Hjælp til mennesker i en svær situation

Tvangsoverspisning er den mest almindelige spiseforstyrrelse i Danmark, og eksperter anslår at mellem 50-60.000 danskere mellem 15 og 45 år har sygdommen.

Sygdommen viser sig ved at man spiser:

- hurtigere end normalt
- indtil man føler sig overmæt
- større mængder mad uden at være sulten i fysisk forstand
- alene på grund af skam over de mængder som man spiser

Og så føler man væmmelse, tristhed og skyld efter overspisningerne.

Tvangsoverspisning eller BED (Binge Eating Disorder) er en nyere diagnose, og derfor er den tilgængelige viden og forskning på området minimal.

I denne bog beskriver cand.psych. Christina Villendrup Lynge, hvad overspisning er og hvordan man finder ud af om man selv eller ens pårørende lider af BED.

Hvis du selv kæmper med overspisning eller er pårørende til en overspiser, vil bogen giver dig en dybere indsigt i spiseforstyrrelsens mekanismer og sammenhænge. Bogen vil også være en god inspiration for sundhedsfaglige behandlere.

Jeg har kendt forfatteren i mange år. Hun er autoriseret psykolog og har flere års klinisk erfaring med behandling af BED, herunder udvikling af evidensbaserede metoder som hjælper mennesker af med deres overspisning. Med præsentation af det nye Spise- og Adfærdstræningsprogram, SAT, viser hun at der er en vej ud af tvangsoverspisning og andre spiseforstyrrelser.

Rigtig fin bog om et vigtigt emne.

Peter Qvortrup Geisling, læge og journalist, maj 2019

MIN KAMP MOD KILOENE

Jeg har kæmpet med min vægt det meste af mit liv. Som barn var jeg ikke overvægtig, men som teenager blev jeg lidt buttet og forsøgte mig med alverdens slankekure. Det eneste jeg fik ud af det var en kæmpe skyldfølelse og yderligere trøstespisning. Jeg ville ønske at man dengang havde vidst, at overvægt også kan skyldes psykiske problemer, for så havde jeg fået den hjælp jeg havde brug for.

Overspisning vidste man ikke meget om dengang.

Senere i livet fik jeg børn og tog en del kilo på. Nogle forsvandt efter fødslen, men mange kilo blev siddende. Efterfølgende fortsatte min kamp mod kiloene med de redskaber de fleste af os kender, såsom slankekure, bootcamps osv. Jeg har dog altid haft på fornemmelsen at mine vægtproblemer kunne spores tilbage til psyken.

Vendepunktet kom i forbindelse med min uddannelse som psykolog.

Her studerede jeg mange teorier som forklarer baggrunden for menneskers (spise)adfærd. Jeg skrev speciale om spiseforstyrrelsen BED (Binge Eating Disorder) som belyser årsager til at nogle mennesker overspiser og dermed bliver overvægtige.

Jeg tror ikke at jeg selv har haft spiseforstyrrelsen, BED, men jeg kan genkende en masse af de mekanismer som får en til at føle, at man mister kontrollen over sin mad. Jeg kan i hvert fald se at min viden om BED har hjulpet mine klienter og mig selv af med overspisning.

I dag har jeg stadig lidt for meget på sidebenene, men den store forskel fra dengang er, at tankerne om mad og krop ikke længere fylder ALT i mit liv – jeg kan i højere grad acceptere mig selv. Jeg vil stadig gerne tabe mig og komme i bedre form, men det er ikke længere en kamp som styrer HELE mit liv. Spiseforstyrrelsen forhindrer mig ikke i at gøre de ting jeg har lyst til.

Jeg er blevet bedre til at tage hensyn til mig selv og acceptere at jeg måske altid vil være lidt buttet, og det har givet mig ro til at møde mig selv der hvor jeg er.

Formålet med denne bog er at hjælpe dig som kæmper med overspisning. Bogen er et værktøj som giver dig normale spisevaner så du kommer overvægten til livs. Desuden er den tænkt som oplysning til pårørende og som et arbejdsredskab til andre behandlere (fx diætister, læger, sygeplejersker og psykologer).

Tænk hvis vores sundhedssystem forstod at en stor del af de svært overvægtige i Danmark lider af BED – en spiseforstyrrelse som kan afhjælpes

Som autoriseret klinisk psykolog ved jeg en masse om de psykologiske årsager til overvægt og hvad man kan gøre for at afhjælpe den. Jeg har undervist og behandlet mennesker med BED i mere end 10 år. Jeg har holdt foredrag om overspisning, medvirket i bl.a. *Go' Morgen Danmark,* gennemført kurser og skrevet flere artikler om BED.

I min praksis har jeg talt med hundredvis af især kvinder som har kæmpet med overspisning, og jeg har specialiseret mig i at behandle BED. Overvægt forekommer ofte som følge af overspisnings-problemer, men et varrigt vægttab kræver at du først får ro på spiseforstyrrelsen. Det betyder at du skal ændre dit mindset, før du kan tabe dig.

Bogen som arbejdsredskab kan ikke erstatte professionel behandling. BED er en kompleks lidelse, og i mange tilfælde kræver spiseforstyrrelsen længerevarende terapi.

Du vil få et større indblik i hvad overspisning drejer sig om, og du vil få hjælp af værktøjer, som du enten kan anvende på egen hånd eller som led i et forløb hos en psykolog.

Og husk – mist ikke modet hvis du føler at det hele er lidt uoverskueligt. Selv med det bedste program ved hånden, kan du ikke behandle en kompliceret spiseforstyrrelse alene.

Erkend og accepter at yderligere støtte er en forudsætning for vægttab.

De teoretiske tilgange i denne bog tager afsæt i kognitiv teori & adfærdsterapi, dialektisk adfærdsterapi (DAT), mindfulness og narrative idéer.

Forskning viser at netop disse teoretiske tilgange på hver deres måde er vigtige i behandlingen af BED. Jeg har valgt elementer fra de forskellige teoretiske retninger som jeg mener er de bedste i behandlingen af overspisning.

Når du har fået et indblik i de mange sider af overspisning og lært de forskellige værktøjer at kende, er du bedre rustet til at arbejde korrekt med dine udfordringer. Jeg vil anbefale at du kigger forbi min hjemmeside hvor du kan få yderligere hjælp til dit vægttab.

BED har været overset i vores behandlingssystem, og mit håb med bogen er at du og dine pårørende kan få et bedre liv.

God læsning.

Christina Villendrup Lynge, Allerød, juni 2019

www.christina-lynge.dk

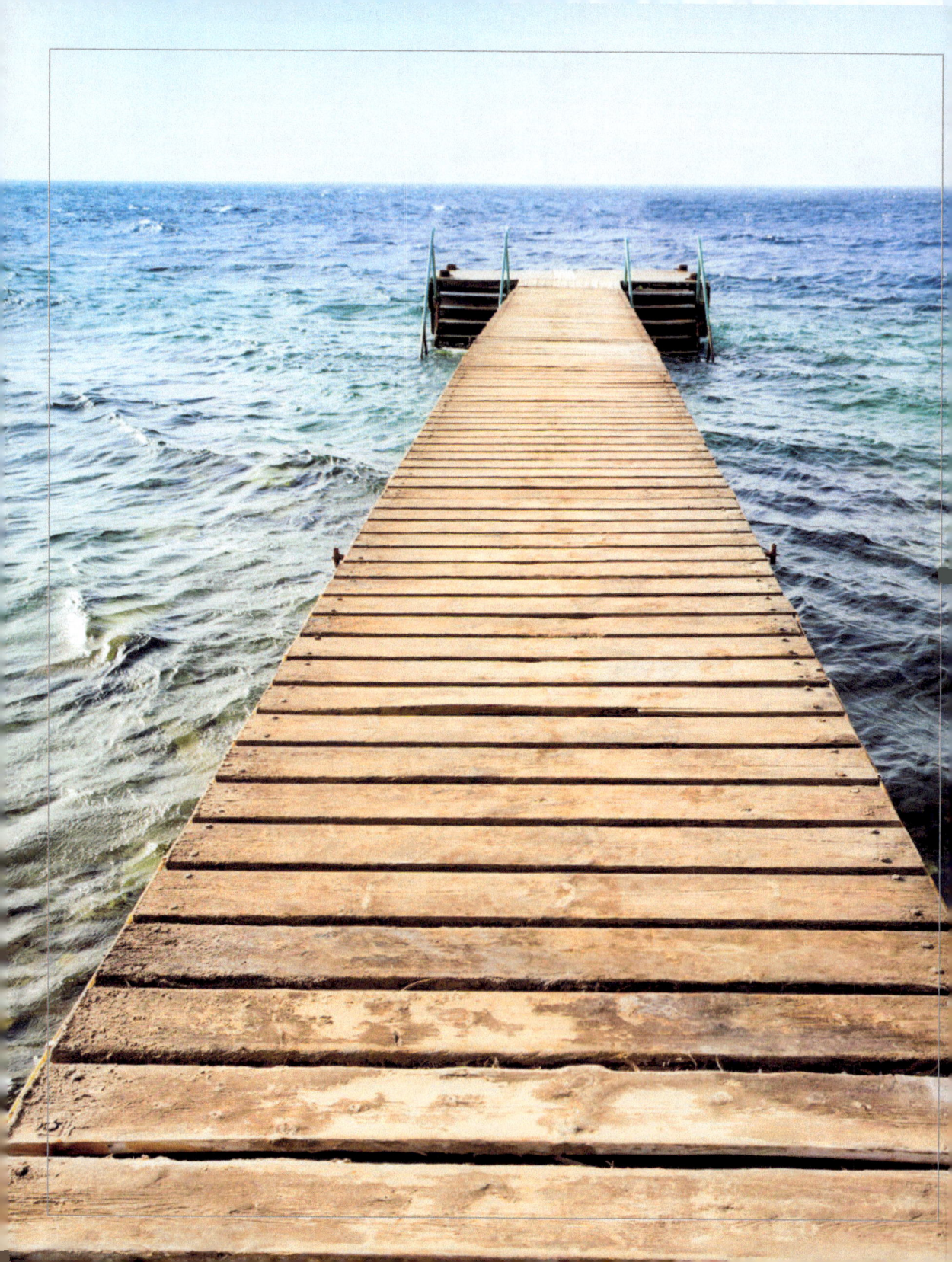

Sådan arbejder jeg med BED og overspisning

Du sidder sikkert med denne bog i hånden, fordi du gerne vil holde op med at overspise. Overspisning drejer sig ikke om at du skal på en slankekur hvor du skal følge restriktive regler for din kost. Overspisning drejer sig om at du skal *lære* at spise normalt igen, og det er det der er målet med dit vægttab. Jeg vil hjælpe dig med at blive bevidst om dine adfærdsmønstre og give dig en forståelse af hvad det er der får dig til at overspise.

En spise- og adfærdsdagbog er et vigtigt værktøj at benytte sig af når du skal lære at spise normalt. Denne gennemprøvede og effektive metode vil give dig et overblik over dine spisemønstre og vise dig hvor du skal sætte ind for at ændre på dem. Uge for uge vil du kunne se hvornår og i hvilke situationer du overspiser, hvilke tanker og følelser der får dig til at spise for meget og hvilke spisevaner du har. Efter hver uge har du et ugeskema der sammenfatter dine mønstre og vaner, og på den måde får du viden om hvad du skal ændre på i den kommende uge. Det er meget vigtigt at du ikke ændrer alt på én gang, men gradvist tager dine nye vaner til dig.

Det tager tid og kræver tålmodighed at ændre på sine vaner. Du skal selv kunne følge med i udviklingen så du undgår tilbagefald til tidligere mønstre.

17

Denne metode er ikke et quick fix. Du kan ikke ændre på dine spisevaner ved bare at læse om dem. For at skabe de forandringer du ønsker, kræver det at du gør en indsats og systematisk arbejder med værktøjerne. Til gengæld vil du trin for trin nærme dig en normalvægt.

Du vil naturligvis møde udfordringer på din vej, men hold fast og giv ikke op. Hvis dine udfordringer virker uoverkommelige, så søg professionel vejledning hos fagspecialister med erfaring i BED-behandling. Se mere om mulighederne for behandling på min hjemmeside.

SAT – ET SPISE- OG ADFÆRDSTRÆNINGSPROGRAM

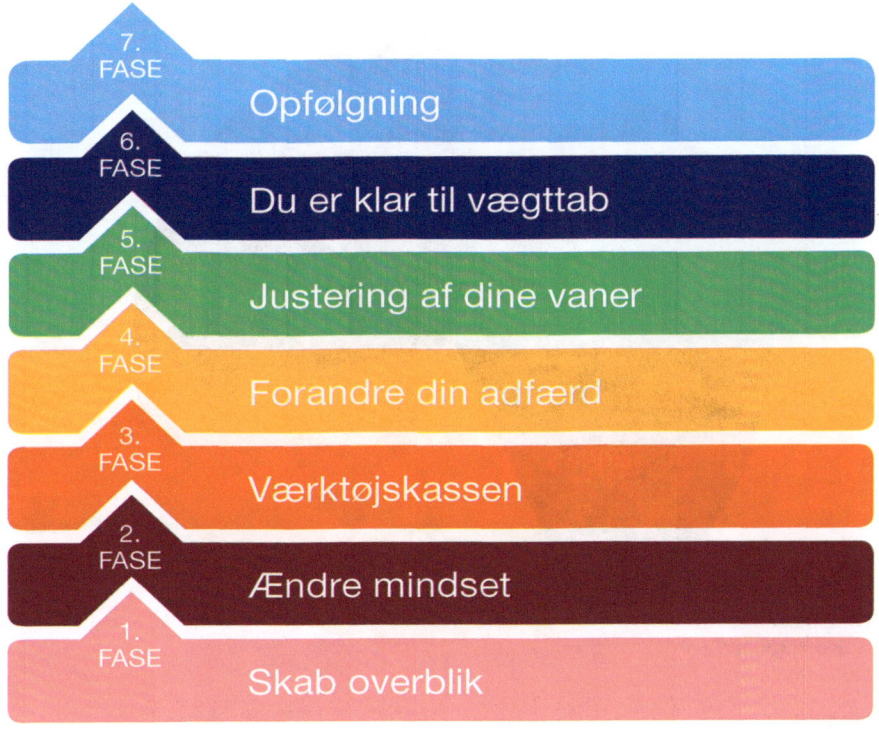

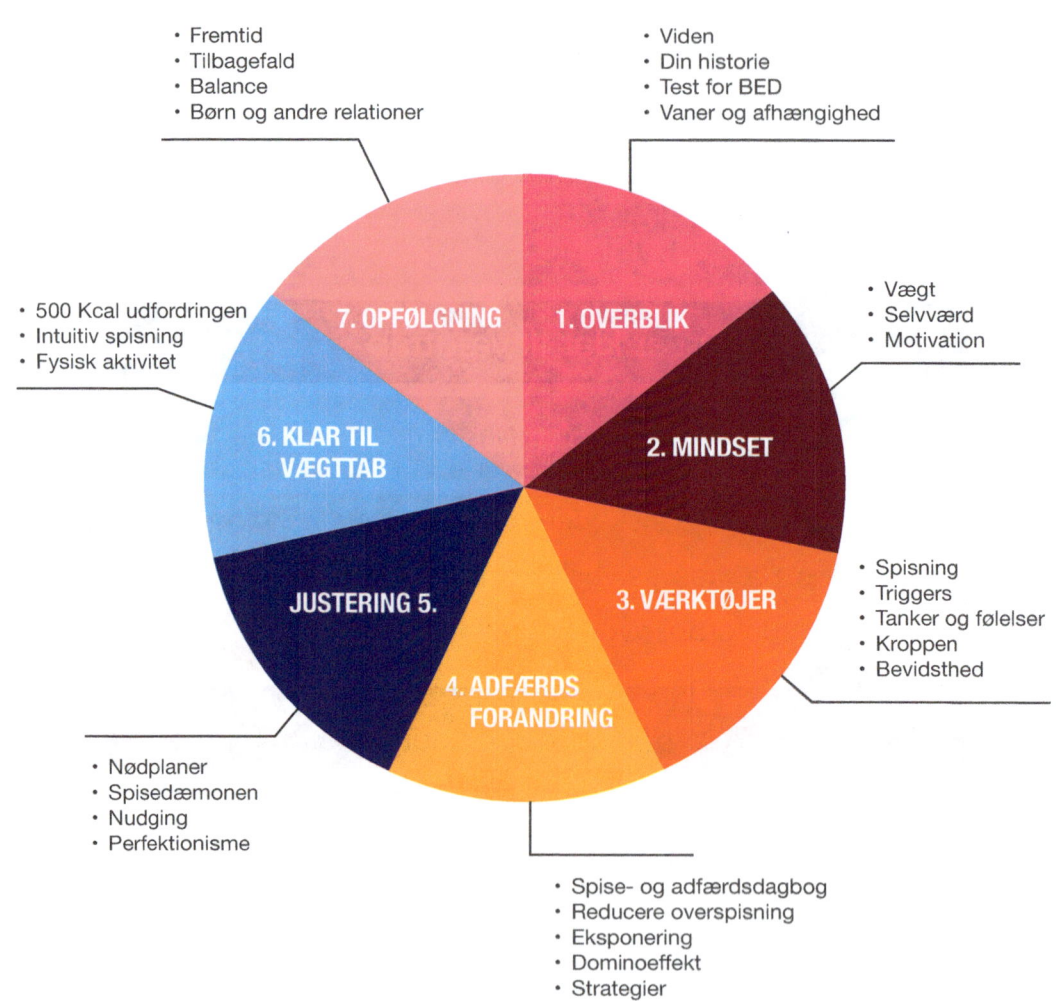

- Fremtid
- Tilbagefald
- Balance
- Børn og andre relationer

- Viden
- Din historie
- Test for BED
- Vaner og afhængighed

- 500 Kcal udfordringen
- Intuitiv spisning
- Fysisk aktivitet

- Vægt
- Selvværd
- Motivation

7. OPFØLGNING

1. OVERBLIK

6. KLAR TIL VÆGTTAB

2. MINDSET

JUSTERING 5.

3. VÆRKTØJER

4. ADFÆRDS FORANDRING

- Spisning
- Triggers
- Tanker og følelser
- Kroppen
- Bevidsthed

- Nødplaner
- Spisedæmonen
- Nudging
- Perfektionisme

- Spise- og adfærdsdagbog
- Reducere overspisning
- Eksponering
- Dominoeffekt
- Strategier

20

Vi starter med at SKABE OVERBLIK over din historie og dine udfordringer.

Derefter fasen at ÆNDRE MINDSET hvor du ændrer din tilgang til bl.a. selvomsorg og trivsel.

VÆRKTØJSKASSEN gennemgår en række nødvendige redskaber, herunder spise- & adfærdsdagbogen.

I ADFÆRDSÆNDRINGSFASEN arbejder du systematisk på at reducere din overspisning.

JUSTERINGSFASEN har fokus på at samle op, gøre status og sikre stabilitet i dine fremskridt.

Nu er du KLAR TIL VÆGTTAB og kan gå i gang med at tabe dig –

OPFØLGNINGSFASEN ligger umiddelbart i forlængelse af KLAR TIL VÆGTTAB, fordi du følger op på dig selv, og du fokuserer på at skabe balance, nydelse og undgår tilbagefald.

Bogen er opdelt efter programmet med de 7 faser. Hvis du ikke har gennemgået programmet før, vil jeg anbefale dig at du starter ved fase 1 og går systematisk frem. Hver fase i programmet forbereder dig på den næste fase. Du kan ikke gå i gang med et vægttab, før du har ændret dit mindset og lært værktøjerne at kende.

De enkelte kapitler i bogen vil give dig nødvendig viden om dig selv, overspisning og vægttab. Du vil også blive præsentereret for nyttige tips og øvelser som vil hjælpe dig til et liv uden spiseforstyrrelse.

De enkelte faser i programmet indeholder følgende emner:

1. FASE – SKAB OVERBLIK

- Viden om overspisning
- Din historie
- Test for BED/forstyrret spisning
- Vaner og afhængighed

2. FASE – ÆNDRE MINDSET

- Vægt

- Selvværd

- Motivation

3. FASE – VÆRKTØJSKASSEN

- Spisning

- Triggerpunkter – *I modellerne omtales disse som triggers*

- Tanker og følelser

- Kroppen

- Bevidsthed

4. FASE – FORANDRE DIN ADFÆRD

- 8 ugers spise- & adfærdsdagbog
- Reducere overspisning
- Eksponering
- Dominoeffekt
- Strategier

5. FASE – JUSTERING AF DINE VANER

- Nødplaner
- Spisedæmonen
- Nudging
- Perfektionisme

6. FASE – DU ER KLAR TIL VÆGTTAB

- Vægttab - 500 Kcal udfordringen
- Intuitiv spisning
- Fysisk aktivitet

7. FASE – OPFØLGNING

- Fremtid
- Tilbagefald
- Balance
- Børn og andre relationer

Spiseforstyrrelsen – BED (Binge Eating Disorder)

Sundhedsstyrelsen anslår at næsten halvdelen af den danske voksne befolkning er overvægtige. Heraf lider ca. 50-60.000 af spiseforstyrrelsen BED (Binge Eating Disorder) eller på dansk tvangsoverspisning. BED er den mest udbredte spiseforstyrrelse men den mindst kendte af spiseforstyrrelserne. BED er årsagen til at mange mennesker holdes fast i en livstruende overvægt. Heldigvis findes der effektive metoder til behandling af overvægt.

Hvis du har BED, føles det som om at du ikke kan kontrollere hvad du spiser. I forhold til andre mennesker spiser du unormalt og meget i bestemte situationer. Du er måske overvægtig, men du kan ikke tabe dig trods det store udbud af kostplaner. Med de rette værktøjer og den rette støtte, kan du blive fri for overspisning og overvægt. Hvis du har en mere alvorlig grad af spiseforstyrrelse, bør du søge professionel behandling.

Herhjemme er BED-diagnosen stadig ny, men den er blevet optaget i det amerikanske diagnosesystem (DSM) og som en officiel diagnose i WHOs ICD-11-system, der bruges som diagnostisk manual i Danmark.

Hvis du lider af BED, vil du veksle mellem perioder hvor du spiser unormalt meget for i andre perioder at spise meget lidt.

26

Derfor kan vægten ligge og svinge med op til 30-50 kg. Der vil ofte være et kaotisk og ustruktureret spisemønster med større kalorieindtag mellem overspisningerne, og du vil føle dig utilfreds med din krop.

For folk med svære følelser og oplevelser kan overspisning være en måde at beskytte sig selv på. Flere overspisere fortæller at de føler sig tvunget til at dulme en indre uro og fortsætter med at spise til langt ud over mæthedsgrænsen. De kan bare ikke stoppe. Det er som om kroppen automatisk går ud i køkkenet. Bagefter rammer skam- og skyldfølelsen dem over hvad de har spist.

BED kan ramme alle men rammer flest kvinder. Overspisning er symptom på at der noget som ikke er i balance. En måde at selvmedicinere sig på – en slags spisepille som hjælper dig lige nu og her.

En spiseforstyrrelse kan opstå i forbindelse med svære perioder i ens liv. Traumatiske oplevelser, svigt eller overgreb kan forårsage en spiseforstyrrelse. Spisning er en effektiv måde at berolige følelserne på.

Det ligger i vores gener at vi føler os trygge og tilfredse når vi spiser og tygger. Derfor kan spisning virke som en trøst og en dulmen og erstatte andre uopfyldte behov.

Hvis vi forsøger at forstå vores biologiske grundlag, så har vores gener givet os mennesker en præference for at spise fed og sød mad. Fede og søde madvarer giver mere på fedtdepotet til længere overlevelse, og når vi spiser det fede og søde, får vi en følelse af velvære. Denne følelse af velvære opstår, fordi disse madvarer stimulerer et center i hjernen som udskiller et stof der virker beroligende og lykkebringende.

Men – vi er ikke kun vores gener. I dag ved vi fra forskning at en lidelse gemmer på forskellige og komplicerede årsagsforklaringer. Vores gener, psykologi og sociale forhold spiller en stor rolle i vores almene helbredstilstand. Vi kan være født med eller være prædisponeret for en spiseforstyrrelse på grund af arv, opvækst, miljø m.m. Flere og mangeartede begivenheder kan pludselig udløse en spiseforstyrrelse. Samtidig får faktorer og forhold lov til at holde spiseforstyrrelsen ved lige, mens andre beskytter imod den. Det er disse ofte ubevidste mekanismer som vi kan opdage og forandre og hermed få et liv uden en spiseforstyrrelse.

Når mad fungerer som belønning, hygge og trøst, lærer vi at overhøre fysiske signaler om sult og mæthed. Derfor er det ikke så underligt at vi mennesker senere i livet bruger maden som en problemløser. For det hjælper jo, i hvert fald på kort sigt.

Når spisning bruges til at løse noget for os, anvender vi det der kaldes en *copingstrategi*, dvs. mad bliver et middel der fjerner opmærksomheden fra andre problemer.

Vi gør jo det der virker for os. Har du erfaret at kage giver glæde? Næste gang du er ked af det, spiser du en kage. Det er måske lidt firkantet stillet op, men du kan ikke altid få den tryghed, omsorg, glæde eller fællesskabsfølelse som du længes efter. Du kan heller ikke altid gøre noget ved problemerne. Så i stedet for at regulere dine følelser på en hensigtsmæssig måde, tyer du til en anden løsning. Du sørger for at få noget andet som giver dig lidt af det du søger. Du spiser og opnår en her-og-nu-følelse af glæde, men du opfylder ikke dit reelle behov. Du må finde ud af hvad der i virkeligheden er problemet.

Årsagerne til at man overspiser kan være mange. Foruden at være en copingstrategi, bærer vanerne en stor del af ansvaret for overspisning.

Når du fx kører hjem fra arbejde og forbi benzintanken, køber du lige en Marsbar, som du spiser i bilen inden du kommer hjem. Eller du sætter dig i sofaen om aftenen og spiser slik, går i biografen og SKAL have popcorn, slik om fredagen, kage om eftermiddagen på arbejdet etc. Det er alle situationer som du har lært dig at kæde sammen med spisning.

29

Vi har så mange ubevidste vaner omkring spisning at vi ofte slet ikke tænker over dem. Vi spiser pr. automatik, fordi vi har gjort det så mange gange før. Det er lagret i vores hjerner at hvis A, gør vi automatisk B.

Overspisning virker som en afhængighed af mad, slik, kager etc. Som jeg vil komme nærmere ind på i bogen, findes der både fysiske og psykologiske forklaringer på dette. Problemet med afhængighed af spisning er at du er nødt til at spise – i modsætning til fx afhængighed af rygning som du helt kan fravælge. Udfordringerne ved at have en spiseforstyrrelse er at du skal ændre dit forhold til din mad og din krop. Du skal lære at balancere din spisning på en hensigtmæssig måde.

Det er ikke sikkert at du har spiseforstyrrelsen BED, og du behøver slet ikke at have diagnosen for at få gavn af denne bog. Bogen giver dig viden og værktøjer til at få kontrol over din spisning.

Vi kan også kalde det du kæmper med for forstyrret spisning, afhængighed, sukkerafhængighed, overspisning eller spiseforstyrrelse. Uanset hvad vi kalder det, er målet det samme – at få normale spisevaner og blive klar til et vægttab hvis du har behov for det. Paraplyen under hvilken vi finder forstyrret spisning, sukkerafhængighed, overspisning osv. kalder jeg for en spiseforstyrrelse.

Spiseforstyrrelse dækker både over en egentlig diagnose og over en mere eller mindre normal kamp med tanker omkring mad, krop og spisning. Linjen går fra en mildere grad af uregelmæssig spisning til en svær grad af afhængighed. Værktøjerne er de samme, men hvis du har en svær grad af en afhængighed, vil jeg anbefale dig at søge hjælp hos din egen læge eller hos en psykolog. En svær grad af en spiseforstyrrelse kræver intensiv professionel behandling.

At leve med spiseforstyrrelse og overvægt

Du vil i bogen møde Lærke og Louise. De fortæller hver især deres historie om at leve med en spiseforstyrrelse og overvægt.

Lærke er 42 år. Hun fortæller at for hende dækkede spiseforstyrrelsen et behov. Hun styrede udenom følelser der konstant mindede hende om at hun ikke var god nok.

Hun følte ikke at hun slog til i gymnasiet eller over for sine forældre. "Spiseforstyrrelsen hjalp mig med at opfylde et stort behov for kontrol," siger hun. Lærke følte sig utilstrækkelig og aldrig god nok, og denne selvopfattelse udløste en spiseforstyrrelse.

Louise på 48 år fortæller om hvordan overspisningen i tidernes morgen var en måde at tage hånd om sig selv på. Overspisningen dulmede uro i kroppen og fjernede på kort sigt svære og uudholdelige følelser. Overspisningen afledte hendes opmærksomhed på andre problemer og fungerede som en slags redningskrans. Hver gang hun genoplevede en angst for at drukne i følelser af vrede, afsavn og for at miste, greb hun fat i sin redningskrans og overspiste.

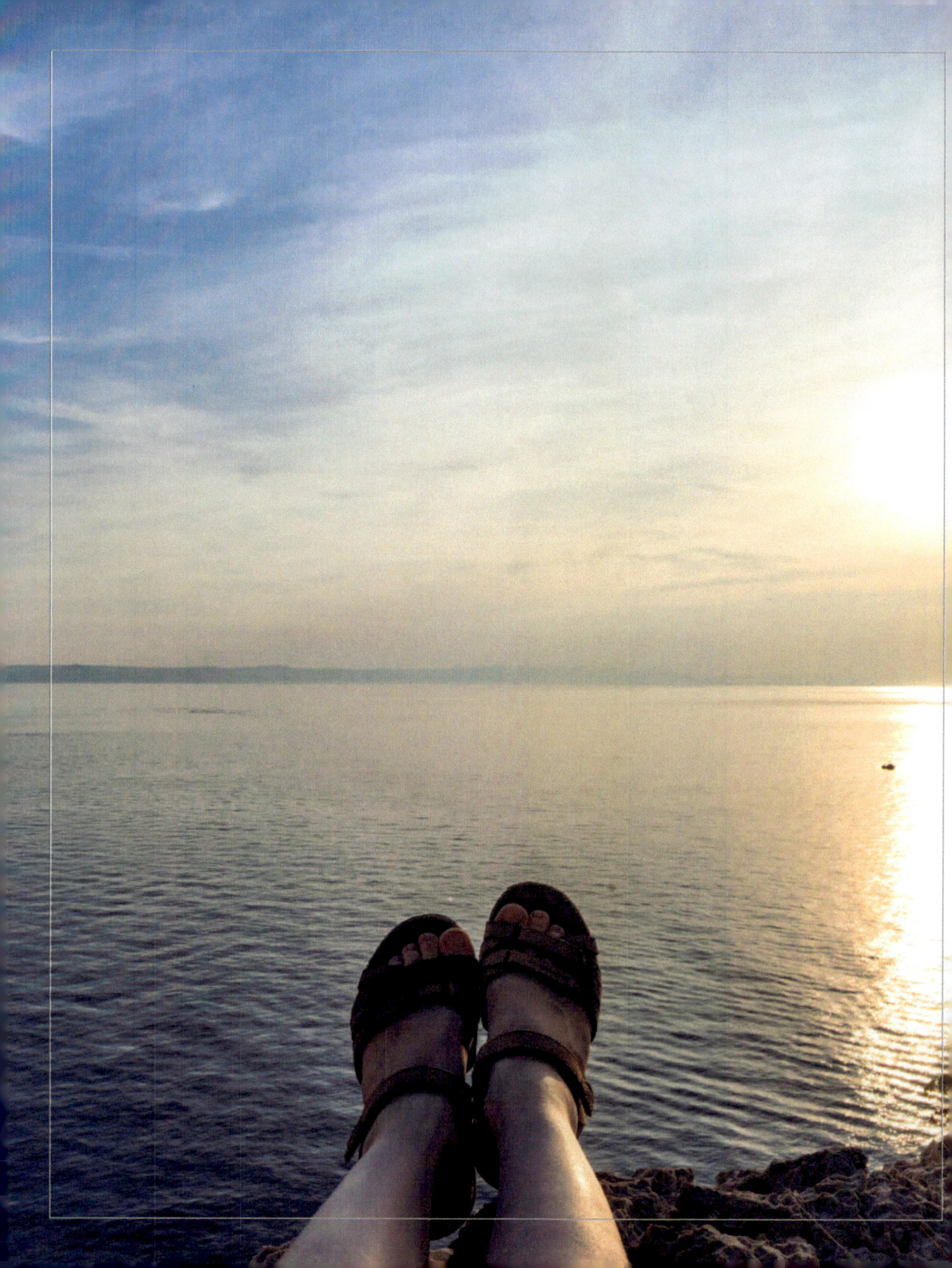

Kapitel 1

SKAB OVERBLIK

Hvad er overspisning?

Overspisning betyder i bund og grund at du spiser mere end du har behov for rent fysisk, og derfor bliver du overvægtig. Men når vi taler om psykisk overspisning eller forstyrret spisning, drejer det sig mere om *årsagerne* til at du overspiser og den *adfærd* der er forbundet med at spise. Al den spisning der ikke skyldes et behov for energi og næring – alt det du egentlig ikke ønsker at spise – kalder jeg overspisning. Det kan være slik, sodavand, müslibarer med og uden sukker, for meget knækbrød eller et kæmpe måltid – i det hele taget småspisning dagen igennem.

Indtagelse af mad der ligger uden for normalrammen dækker på en eller flere måder et behov for at mestre bevidste eller ubevidste vaner og følelser – og det er her overspisningen tager sin begyndelse.

Overspisning opstår typisk på grund af:

LØSNING PÅ ET PROBLEM – En måde at håndtere dit liv på – fx intense følelser, forstyrrende tanker, stress, depression, ensomhed, rastløshed eller andet.

VANER – Gentagelse af situationer som kobles sammen med spisning – du har igennem en længere periode spist som du gør, og derfor har du vænnet dig til det.

Så – både det du spiser for meget og det du spiser for tit, kalder jeg for overspisning. Overspisning kan variere i forhold til hvor meget du spiser, styrken af ubehaget og ledsagende tanker.

Overspisning er de alt for store måltider, små-spisning hele dagen og det ekstra stykke chokolade som du helst ikke vil spise, men som du ikke kan lade være med at spise.

Det betyder ikke at du aldrig må spise noget du synes er lækkert og hyggeligt. Spisning er en del af vores kulturelle og sociale fællesskab, og nydelse af mad forbindes med livskvalitet.

36

Familien samles om måltidet og på arbejdet spiser vi sammen til frokost. Når vi hygger, involverer hyggen ofte mad. Vi tiltrækkes af synet og duften af lækker mad, og vi fejrer livet med mad vi elsker. Det skal du endelig blive ved med. Men det er ikke alle mennesker der kan nyde mad. For nogle mennesker er mad forbundet med skyldfølelse og tankemylder.

Selvom du nogle gange spiser noget uden at have et fysisk behov for næring, kan du sagtens få et normalt forhold til mad. Det må bare ikke tage overhånd og blive en afhængighed som du ikke kan kontrollere.

Når jeg her præciserer overspisning som spisning der ikke kommer af sult eller af et behov for næring, er det så du ved hvad jeg mener med begrebet overspisning. Alle normalspisende mennesker overspiser en gang imellem, men det går ikke hen og bliver et problem for dem.

Løsning på et problem

Overspisning som løser et problem ved at tilfredsstille et behov som fx trøst, hvile, intimitet, glæde etc. kan være en vanskelig adfærd at lave om på. I perioder kan vi overspise med fuldt overlæg, fordi vi gennemgår udfordrende livsbetingelser.

Vi kan både se og mærke at vi ændrer vores kost, men vi føler alligevel ikke at vi kan stoppe. Jeg hører tit fra mine klienter at de overspiser mere når livet er svært.

Intense følelser er for mange forbundet med mad. Mad som copingstrategi dulmer og lægger låg på følelser men kan også forstærke dem. Hvis jeg føler mig rastløs, går jeg frem og tilbage mellem køkkenet og stuen, og hvis jeg er træt og uden energi, får jeg lyst til noget lækkert at spise.

Som urfolk har vi erfaret at spisning giver glæde. Vores krop registrerer at hormoner og signalstoffer fra hjernen sender en følelse af lykke ud i os, og især søde sager giver en slags glædesrus, som dog er kortvarig.

Sukker virker også smertelindrende.

Da min søn var baby og skulle have taget en blodprøve i foden, sagde sygeplejersken til mig at jeg skulle dryppe sukkerdråber i munden på ham så han ikke mærkede stikket. I forskningsverdenen er der endda tale om at sukker minder om euforiserende stoffer og skaber afhængighed. Forskningen peger mere på den psykiske del af afhængigheden end en egentlig fysisk afhængighed.

Vi har alle prøvet at spise noget uden at være sultne. Det gør os ikke til spiseforstyrrede individer. Det er normalt i vores kultur. Vi er tilpasset til at spise på bestemte tidspunkter fx i skolen, på arbejdspladsen eller i hjemmet. Vi spiser når vi står op, når der er frokostpause, når middagen er serveret ude eller hjemme. Hvis vi alle kun skulle spise når vi var sultne, kunne vores sociale kultur godt pakke sammen.

Opfyldelse af et psykisk behov gennem mad kan sætte gang i en spiseadfærd som du ikke kan kontrollere. Overspisning bliver et problem når du begynder at bebrejde dig selv de spisevaner du ikke har kontrol over.

Erfaringen fra min praksis understreger at uhensigtsmæssige copingstrategier, som overspisning ofte er, slår værst igennem i perioder med uro. Overspisning kan opstå i kortere eller længere tid på grund af bekymringer eller stress, men ofte bliver overspisning en fast del af en daglig rytme og vane. Jeg ser det hos klienter med langvarige økonomiske problemer, hos klienter med børn som er kronisk syge og hos klienter som gennemgår fastlåste problemstillinger på jobbet eller i familien.

Når vi føler at vi mister kontrollen over livet og er mærket af en konstant fysisk/psykisk smerte, bliver mad til en tanke og en handling som vi selv synes at vi kan kontrollere. Det er en modsatrettet situation – på den ene side kontrollerer vi vores smerte, men på den anden side kan vi ikke styre madindtaget. Modsætningen opstår i en psykisk afhængighed af at lægge låg på følelserne.

Vi er ofte ikke særlig bevidste om de følelser vi forsøger at undgå – heller ikke når det gælder årsagerne til at følelserne står i et syltetøjsglas bagerst i psyken. En mere almindelig oplevelse af fortrængte eller indelukkede følelser er en diffus fornemmelse af stress og tristhed, ledsaget af selvbebrejdelser over krop og vægt. Et tema i en spiseforstyrrelse er at egen utilfredshed med krop og vægt bliver projiceret ud på egne generelle problemer. Da årsagen til spiseforstyrrelsen er diffus og fuld af selvkritik, er det således ligetil at tænke, "jeg fik ikke jobbet, fordi jeg er for tyk," "min mand er mig utro, fordi jeg er for tyk" eller "jeg vandt ikke det pund kaffe til Bingo i onsdags, fordi jeg er for tyk." Den affektbetonede tankegang får derefter overspiseren til at vælge den gængse og håndterlige løsning – slankekur. Men en problematisk overspisning fører ikke et holdbart vægttab med sig. Først bliver du nødt til at finde ud af hvad overspisningen skyldes, og hvad du i virkeligheden har behov for når du får trang til at overspise.

Vaner og afhængighed

I en uhensigtsmæssig spiseadfærd viser der sig et vanemønster. Mennesker er vanedyr, og meget enkelt vænner vi os til en god eller dårlig adfærd. Vaner er energibesparende og hjælper os med at handle hurtigere.

De indkodes gennem et helt liv, men det er især i barndommen at vi indtaster de grundlæggende programkoder til vaner og mønstre. De indsatte koder fortsætter vi med gennem opvæksten. Medmindre vi prøver at omprogrammere koderne, vil de have et fast greb om os livet ud. Vaner er egentlig bare minder om reaktionsmåder – en tidligere erfaring vi har gjort os. Hvis vi har løst en situation på en måde som virker tilfredsstillende, er vi tilbøjelige til at gentage løsningsmodellen. Gentagelsessyndromet med dertil hørende løsningmodeller gælder for mange af de vaner vi har. Overspisningsvaner hænger sådan sammen at jo flere gange du har overspist i en bestemt situation, jo mere sandsynligt er det at du gør det igen når situationen gentager sig.

Overspisningsvaner hænger også sammen med afhængighed. En længerevarende periode med overspisning, hvor vi føler os magtesløse i forhold til madindtaget, skaber afhængighed. Det kan være svært at skelne mellem en fysisk afhængighed af fx sukker og en psykisk afhængighed af et opfyldt behov.

Det er egentlig heller ikke så væsentligt. Det vigtigste er at vide hvordan afhængighed opstår og hvordan afhængighed forsvinder. Når du er afhængig, vil du opleve et ubehag i bestemte situationer. Ubehaget går væk for en stund hvis du fodrer afhængigheden.

Momentvis kalder jeg afhængigheden for *spiseforstyrrelsen*, *overspisning* eller *forstyrret spisning* – de er alle sammen udtryk for udfordringerne ved at spise for meget.

Afhængighed kan opstå som vaner eller som copingstrategier i perioder af dit liv. Hvis en afhængighed har mange år på bagen, er den svær at komme af med igen. Det er muligt at lære at håndtere din afhængighed, men hvis omstændighederne fodrer den, kan den blusse op igen senere i livet. Derfor er de værktøjer du får i dette program vigtige at bruge. De vil hjælpe dig og din afhængighed lige nu og her – og resten af livet.

Når du skal arbejde med vaner og afhængighed, er det første skridt at blive bevidst om dem. Indgroede vaner er ikke noget du tænker så meget over. Da du var lille fx og var i biografen med dine forældre, fik du måske popcorn, bland-selv-slik og sodavand. Dette scenario gentog sig måske næste gang og næste gang igen. Du lærte således at forbinde biografbesøg med noget sødt og spiseligt. Når du i dag tager i biffen, tænker du nok ikke så meget over om du er spiseklar.

Det er blevet en vane at spise noget når du går i biffen, og den vane gentager sig automatisk. Din hjerne har lavet en bred motorvej mellem biograf og noget at spise, og det er en hurtig og ubevidst forbindelse.

Tænk på et par eksempler fra din egen hverdag – vaner som du ikke skænker en tanke, fordi de er så indgroede i din måde at leve på. Senere i bogen får du værktøjer til at bryde med uhensigtsmæssige vaner.

Trang til at spise i en bestemt situation er minder fra fortiden.

BED

Overspisning kan være et symptom på en spiseforstyrrelse med navnet Binge Eating Disorder (forkortes BED). Du kan læse mere om BED på min hjemmeside.

Hvis din fornemmelse fortæller dig at din overspisning kan have noget at gøre med BED, depression eller personlighedsforstyrrelse, er det absolut nødvendigt at tage kontakt til fagspecialister. Bogens spise- og adfærdsdagbog kan dog stadigvæk være et nyttigt redskab i behandlingen.

Hensigten med spise- og adfærdstræningsprogrammet (SAT) er i første omgang ikke vægttab.

Det lyder måske lidt mærkeligt hvis det er det du har brug for, men vægttab kan sagtens være det langsigtede mål. I SAT-programmet er din vægt ikke i fokus i de første 5 faser af programmet. Hvis vægten fra starten er omdrejningspunktet, kan det påvirke dine resultater negativt. Forklaringen er at slankekursmentalitet får dig til at gentage alle de adfærdsmønstre du gerne vil ændre på. Som det allerførste er det derfor afgørende at gøre dig klar til vægttab. Når du er klar til vægttab, vil du gribe din vægttabsfase helt anderledes an. Du vil med andre ord opnå et vægttab og en vægt som holder resten af livet.

Modellen af PENDULET viser hvorfor traditionelle slankekure fører til overspisning:

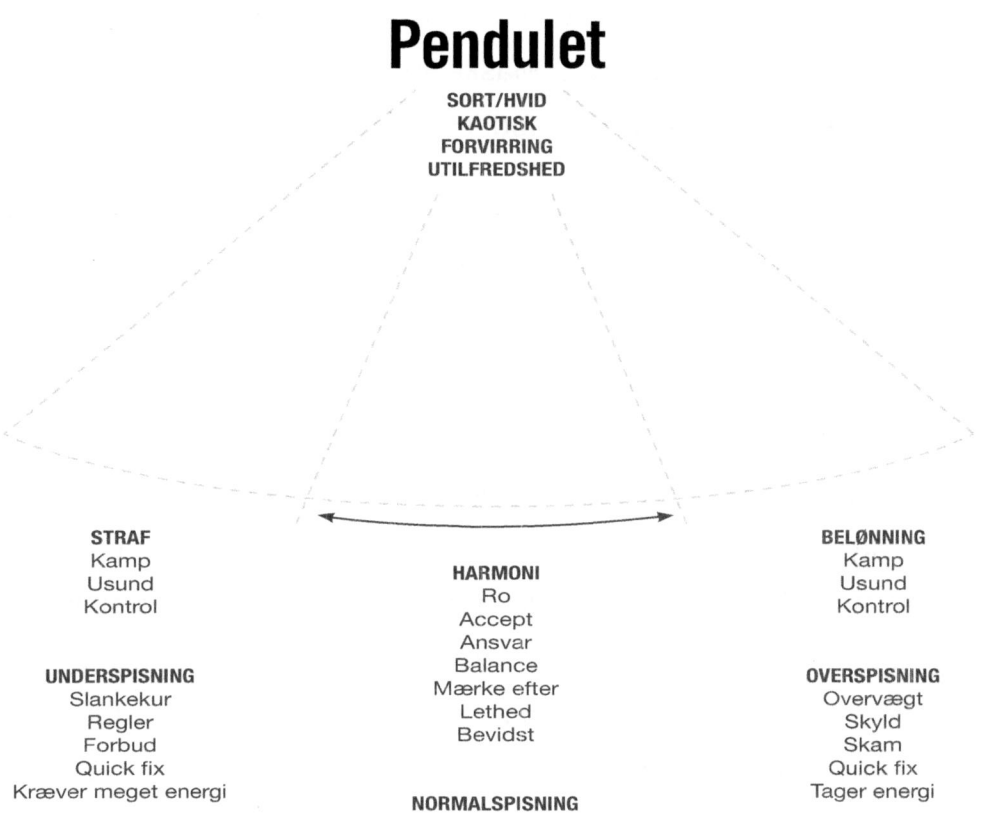

Pendulet

**SORT/HVID
KAOTISK
FORVIRRING
UTILFREDSHED**

STRAF	HARMONI	BELØNNING
Kamp	Ro	Kamp
Usund	Accept	Usund
Kontrol	Ansvar	Kontrol
	Balance	
UNDERSPISNING	Mærke efter	**OVERSPISNING**
Slankekur	Lethed	Overvægt
Regler	Bevidst	Skyld
Forbud		Skam
Quick fix		Quick fix
Kræver meget energi		Tager energi
	NORMALSPISNING	

Når du spiser som pendulet, der svinger frem og tilbage, skifter du mellem af være på restriktiv diæt, dvs. underspise, til at give slip og overspise.

45

Det er svært for de fleste af os at være på slankekur i lang tid. Slankekure lægger mange regler og forbud frem om hvad du må spise og ikke spise. Det kræver meget energi at holde den strenge kurs. Konsekvensen af slankekure er at du giver op, og du svinger helt over i den modsatte grøft. Måske tænker du, "så kan det også være lige meget, jeg kan ligeså godt spise det hele."

Overspisning kan også være en belønning. Du har været så god til at være på slankekur i en uge, nu skal du have lov til at spise alt det du har savnet. Det er netop problemet med at gå på slankekur. Du undertrykker et behov som senere bliver opfyldt, og du er lige vidt. Mange tager faktisk på af at spise som pendulet da regnestykket sjældent går op til vægttabets fordel. Når du overspiser, bliver du ramt af skyld- og skamfølelser – du kunne ikke holde slankekuren, og du har spist så meget at du føler dig utilpas. Overspisning kontrollerer negative tanker og ubehagelige følelser, og derfor fortsætter du med at overspise indtil du tænker at nu må du tage dig sammen og gå på slankekur igen.

Både slankekur og overspisning er usund kontrol – et quick fix der ikke er langtidsholdbart.

Pendulet kan svinge på dagen hvor du springer morgenmaden over (og tænker at det er løsningen). Om aftenen ser du dig selv sidde med chipsposen og chokoladen.

Næste morgen er du stadig mæt og springer morgenmaden over igen. Pendulet kan svinge i løbet af ugen. Mandag beslutter du dig for at spise meget sundt, men om fredagen giver du los og indhenter det tabte. Pendulet kan også svinge i løbet af måneden eller året med slankekur i januar osv. Nu har du formentlig indset at pendulets yderpunkter ikke er løsningen hvis du gerne vil spise normalt og have en normal vægt. Pendulet sammenkæder sort/hvid-tænkning, kaotiske tanker og følelser, forvirring, utilfredshed og tristhed.

For at komme af pendulet og ud af den negative spiral, skal du gribe det helt anderledes an. Du skal finde en balance og spise normalt. At spise normalt vil groft sagt sige at du i en periode skal spise på en balanceret måde. Som udgangspunkt er normalspisning at spise når du er sulten og stoppe med at spise når du er mæt. Det kan godt være at du nogle gange spiser lidt mere end du har brug for, fordi maden er særlig lækker, men du bliver ikke ved med at overspise.

Der er lavet undersøgelser der viser at slanke mennesker også spiser usundt og for meget mad, men at de i andre perioder ikke spiser så meget. Forskellen på normalspisning og pendulspisning er at normalspisende mennesker mærker efter og lytter til kroppens signaler – pendulspisning er styret af ydre regler og usund fastlåst kontrol. Du opnår en højere grad af ro og harmoni ved at spise normal. Det giver dig mulighed for at spise i forhold til kroppens behov og ikke i forhold til følelsernes behov.

Det er derfor at overspisning også har fået påsat etiketten *trøstespisning* eller *at spise på følelserne*. Følelser skal ikke have mad, følelser skal have opmærksomhed og anerkendelse.

Kan jeg tabe mig ved at spise normalt? Ja, helt klart. Måske det går lidt langsommere med at smide kiloene, men til gengæld vil det give dig et vægttab der holder. Når du stopper kampen med din krop – hvor du ikke længere bruger maden som straf, belønning eller som løsning på dine problemer – lærer du at spise ud fra kroppens behov. På den måde vil det lykkes dig at spise sundere og indfri vægttabsforventningerne. Du vil handle ud fra en bevidst adfærd, og din krop vil samarbejde med dig.

Formålet med SAT-programmet:

- *At blive bevidst om din adfærd*
- *At ændre dit mindset*
- *At få værktøjerne til at stoppe overspisning*
- *At blive klar til vægttab*

Test: Har du BED eller Overspisning?

Der er en række kendetegn og symptomer som er knyttet til forstyrret spisning. Du kan, ved hjælp af testen, få et fingerpeg om lette symptomer eller svære symptomer. Du kan ikke selv stille diagnosen BED, det skal en fagspecialist hjælpe dig med at diagnosticere. Uanset om du har en let eller svær grad af forstyrret spisning, kan du bruge de redskaber du får i denne bog. Lider du af en decideret spiseforstyrrelse, er et selvhjælpsværktøj ikke tilstrækkeligt til at blive fri af den – du skal søge hjælp hos din læge.

De 8 tegn på overspisning

Spiser mere end normalt

Har en følelse af kontroltab

Spiser hurtigt

Spiser store mængder uden at være sulten

Føler sig ubehagelig overmæt

Spiser ofte alene

Føler væmmelse ved sig selv

Føler tristhed

Føler skyld og skam

Test: Symptomer på forstyrret spisning

Hvor vil du sætte kryds?

MAD OG SPISNING	Slet ikke	Moderat	Ofte
Restriktioner og undgåelse af bestemte madvarer			
Forbudte madvarer			
Mange madregler			
Sulter dig, fx springer måltider over			
Spiseanfald – tab af kontrol ved spisning			
Spiser selvom du ikke er sulten			
Overdrevet optagethed af mad, spisning eller kalorier			
Slankekursadfærd			
Spiser i smug			
Har vanskeligt ved at spise sammen med andre			
Føler skam over at spise			
Spiser på følelser (trøstespisning)			

KROP OG VÆGT	Slet ikke	Moderat	Ofte
Overdrevet optagethed af krop og vægt			
Du dømmer dig selv ud fra din krop eller vægt			
Utilfreds med din krops udseende			
Føler dig fed			
Undgår at vise din kropsform frem			
Undgår sociale sammenkomster pga. din kropsform			
Undgår fysisk kontakt pga. utilfredshed med egen kropsform			
Frygter vægtøgning			
Utilfreds med din vægt og et ønske om vægttab			
Du vejer dig mindst én gang om dagen			
Tror at du bliver mere lykkelig hvis du vejer mindre			
Tror at andre vil elske dig/respektere dig mere hvis du vejer mindre			

TANKER OG PERSONLIGHED	Slet ikke	Moderat	Ofte
Perfektionistisk			
Selvkritisk			
Lavt selvværd			
Lav impulskontrol			
Sort/hvid tænkning			
Offer for belastende begivenheder			
Depressive symptomer			
Problemer med følelseshåndtering			

Jo flere symptomer du kan genkende hos dig selv enten moderat eller ofte, jo større er sandsynligheden for at du lider af overspisning og har brug for at ændre din spiseadfærd.

Livslinjeøvelsen

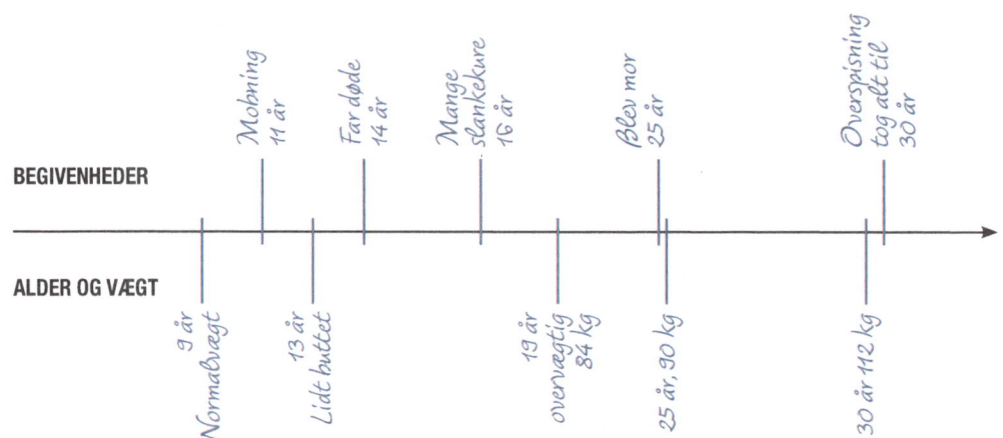

En livslinje er et overblik over vigtige begivenheder og hændelser i løbet af dit liv. På et A3-papir i en lige linje angiver du årstal og alder i kronologisk rækkefølge og noterer din ca. kropsvægt ved de begivenheder eller hændelser der var/er forbundet med overspisning. Notér også perioder med lavere vægt på linjen.

Formålet med livslinjen er at få et overblik over hvad der får dig til at spise på den måde du gør i dag.

Du vil opdage mønstre i din spiseadfærd som falder sammen med særlige begivenheder i dit liv.

54

Årsagerne findes i en kombination af gener og miljø: Får vi et kendskab til de indre og ydre påvirkninger, kan vi bedre forstå os selv og bedre håndtere vores handlinger.

Fortidens handlingsmønstre giver dig et billede af hvad du skal være opmærksom på så du kan sætte dig realistiske mål for fremtiden: Udforsk din egen historie, og du vil lære dig selv og dit liv bedre at kende.

Har du haft ubehagelige oplevelser i barndommen eller senere i livet, er det vigtigt at tale med en fagkyndig. I kølvandet på ubearbejdede traumer følger ofte en mere eller mindre konstant ubevidst mental smerte – en smerte som lindres med fx søde sager. Spisning hjælper dig med at skrue låget godt fast på følelser og tanker, men følelsen af lettelse er så kortvarig at du hurtigt må spise igen.

Tegn din egen livslinje:

BEGIVENHEDER

$$\longrightarrow$$

ALDER OG VÆGT

- Kig på den færdige linje. Er der noget du lægger mærke til? Mønstre du genkender?
- Hvordan har din vægt udviklet sig gennem dit liv? Er vægten gået op i svære perioder? Hvis ja – hvad skyldes det? Er vægten gået ned i andre perioder?
- Skriv din historie om mad, krop og spisning. Hvem har lært dig om måltider, spisning, kropsidealer og slankekure, og hvor og hvad har du lært om disse temaer?
- Hvad tror du der holder din overspisning ved lige i dag?
- Er der noget der beskytter dig (eller hjælper dig) til at begrænse overspisning?

Prøv dernæst at fortsætte livslinjen de næste 10 år frem:

MÅL OG DRØMME

ÅR

- Hvordan forestiller du dig at den ser ud?
- Hvad skal du være opmærksom på for at opfylde dine ønsker?
- Hvilke handlinger er nødvendige?
- Hvad er vigtigt for dig at prioritere?

Se så på din livssituation i dag.

- Hvilke valg skal du tage i dag for at få opfyldt dine ønsker for fremtiden?
- Hvad kunne være et vigtigt første skridt at tage?
- Hvad vil du have mere af/mindre af i dit liv lige nu?
- Hvordan vil du nå de mål?
- Er der ubehagelige begivenheder som du har brug for at få bearbejdet?

Hvad drømmer du om?

På baggrund af dine refleksioner ovenover skal du i skemaet på næste side prioritere fra 1-5 (1 højest, 5 lavest) på følgende områder: *Personligt, Krop, Relationer og Familie, Job og Uddannelse og Bolig.*

Område	Drømme og målsætning	Prioritér
Personligt		
Krop		
Relationer og familie		
Job og uddannelse		
Bolig		

LÆRKE: "Overspisningen hjalp mig med at opfylde et behov for kontrol"

Mød Lærke – en 42-årig kvinde der har kæmpet med en spiseforstyrrelse og senere med overvægt. Spiseforstyrrelsen fik hende til at overspise, dvs. spise rigtig meget og meget ofte.

I mange år vidste Lærke ikke at det var spiseforstyrrelsen der fik hende til at overspise og som sådan ikke hende selv. Da hun gik til lægen for at få hjælp, fik hun at vide at hun var overvægtig, og patientløsningen lød som følgende: Få kontrol over din spisning og tab dig. Lærke følte sig dum og forkert – der var ikke noget hun hellere ville end at få styr på det og tabe sig.

Begyndelsen på Lærkes spiseforstyrrelse er lidt svær at sætte dato på, fortæller Lærke; *"For hvornår blev det egentlig til en spiseforstyrrelse?"* Lærke fortæller at hun ved nærmere eftertanke ser spiseforstyrrelsen som en proces. Hun fortæller at en række begivenheder, stemninger og triggerpunkter i hendes barndom og ungdom vækkede nogle følelser som tilsammen satte forstyrrelsen i gang.

"I min familie har vi altid fokuseret på mad," fortæller Lærke.

Når hun kigger tilbage, er hun faktisk ikke i tvivl om at hendes mor også led af en spiseforstyrrelse. Familien var samlet omkring maden, og samtidig var de på kur.

Lærke var på ingen måde overvægtig da hun var barn. Da hun startede i gymnasiet, havde hun tabt sig meget. Det var vigtigt for hende at være tynd. Mad var hygge, men samtidig var det normalt at Lærke og hendes mor gik på slankekure for at kontrollere vægten.

Overvægten blev først et problem i de sene teenageår – i takt med at krav og udfordringer voksede sig større i Lærkes liv. Hun var en meget aktiv og social pige, engageret i spejderbevægelsen og arbejdede som leder i sin fritid. I det hele taget var Lærke pigen som altid tog sig af at hjælpe andre og varetage fællesskabets interesser. Hun havde gode karakterer i folkeskolen og følte sig ovenpå – socialt og fagligt velfungerende.

Da hun begyndte i gymnasiet, blev det svært at få tid og overskud til at dyrke de mange meningsfulde aktiviteter. Hun følte ikke længere at hun gjorde noget godt nok. Gymnasiet stillede høje krav, og Lærke synes ikke hun kunne indfri sine egne forventninger til kravene.

Det blev ikke nemmere da Lærkes far blev syg af en depression og måtte indlægges.

Både Lærke og hendes mor var kede af det, og det krævede mange ressourcer for dem begge at forholde sig til farens sygdom. Lærke stod nu over for at være gymnasieelev, at have en syg far og en mor som var meget påvirket af farens sygdom. Hun skulle pludselig håndtere sygdom, en ulykkelig mor og sit eget unge liv.

Lærke var imidlertid vant til at tage ansvar, hjælpe andre og organisere tingene så alt kunne hænge sammen. Hun prøvede at få det hele til at fungere – også det ungdomsliv som var præget af mange aktiviteter og et stort engagement. Hun insisterede på at holde fast i alt, fordi det var vigtigt for hende.

Netop i denne periode i Lærkes liv begyndte spiseforstyrrelsen at tage fat i hende i form af opkastninger. Hun kunne fornemme at opkastningerne fik hende til at føle at hun i det mindste havde styr på sin vægt – på den måde kunne hun blive ved med at spise alt for meget uden at blive tyk. Når hun ser tilbage på perioden i dag, blev opkastningerne og kontrollen over vægten et udtryk for at ét element i hendes liv fungerede – alt andet var kaos.

Da Lærke fyldte 18, havde hun tabt sig meget, og hun blev ved med at tabe sig gennem gymnasietiden. Hun havde ”styr” på vægten. Da hun blev student, var hun voldsom skoletræt. Hun kom på højskole, og her begyndte en ny fase – overspisning. Først spiste hun bare meget af det hun spiste i forvejen.

61

Hun spiste hele tiden, og hun fik ofte ondt i maven af at spise så meget. Madindtaget var på to-tre portioner, og spiseadfærden førte til overvægt: *"Så kunne jeg fx. købe tre romkugler hos bageren og spise dem alle på en gang."* Det var ikke bare pinligt men også skamfuldt for Lærke at hun ikke kunne kontrollere sit indtag – hun var jo *"sådan en gennemført person der havde styr på tingene."*

Efterfølgende var der slankekure on and off i ét væk – Vægtkonsulenterne, noget bloksystems-spisning, Nupokure m.m. hvor Lærke tabte mange kilo, og hun oplevede altid at få positiv respons på sit vægttab. Positive og anerkendede kommentarer om vægt og udseende fremhævede normen for, at det var *rigtigt* at være tynd og *forkert* at være tyk: *"Nej, hvor er det også flot at du har tabt dig"* og *"det er virkelig pænt til dig, du har styr på det – du gør noget ved det."*

Der lå en stor signalværdi i de velmenende kommentarer. I Lærkes selvforståelse var det ikke svært at føle sig forkert – hun gjorde det ikke godt nok når hun ikke kunne styre sin spisning og vægt.

Det gjorde Lærke klogere på sig selv at tale om gymnasietiden, mødet med lægen og kommentarerne når hun havde tabt sig. Hun fik øje på sammenhænge som ikke nødvendigvis havde noget dramatisk i sig, men som alligevel havde været medvirkende til at spiseforstyrrelsen fik fat i hende.

"Jeg var jo aldrig blevet mobbet eller udsat for overgreb," fortæller Lærke. Når hun taler om sit liv, får hun en fornemmelse for at der på mange måder stod overload i panden på hende.

Overspisningerne hjalp hende med at opfylde et stort behov for kontrol. En vej der ledte hende uden om de følelser der konstant mindede hende om at hun ikke syntes, at hun slog til i gymnasiet eller over for sine forældre. En følelse af utilstrækkelighed og en indgriben i hendes selvforståelse.

Lærke gik til lægen for at få hjælp til at tabe sig – hun troede at det var løsningen på alle problemerne.

Lægen bekræftede hende i at løsningen lå lige for, ved at give hende slankepiller, og hun levede næsten ikke af andet, mens hun tog dem. Sundhedsvæsnet lever efter en norm der håndterer overvægt og spiseforstyrrelser ud fra et kontrolpunkt – slankepiller vil kontrollere din appetit, og efterfølgende må du tage dig sammen og holde madindtaget nede. I overvægtens tegn er selvkontrol en udfordrende størrelse, og slankepiller er ofte en kortvarig løsning. Det var det i hvert fald for Lærke, hvis tilværelse på det tidspunkt rummede alle tænkelige psykiske problemstillinger ud over vægten.

I folkeskolen var det ikke svært for Lærke at leve op til normen.

Hun havde styr på livet, og hun følte at hun levede fint op til krav, udfordringer og forventninger. Som de fleste af os voksede hun op i et samfund med en familiekultur der dikterede, at en flot figur og styr på livet var anerkendelsesværdigt. Da Lærke kom i gymnasiet, begyndte hendes indkodede selvbillede at krakelere. De ydre omstændigheder lod sig ikke længere kontrollere. De nye faglige og sociale krav i gymnasiet, fritidens aktiviteter og hendes fars sygdom blev for meget.

Som følge af dette begyndte hun at tage på, og på den måde kom problematikken med overvægten ind i billedet.

Der voksede et håb frem i hende – et håb som, *"hvis jeg nu bliver tynd, så bliver jeg "rigtig," så har jeg styr på tingene, så bliver alting godt."* Lærkes indgroede følelse for at kontrollere og styre og for at være tynd var med til at hæve overliggeren i det der skulle blive en mangeårig kamp mod overvægt.

Spiseforstyrrelsens kompleksitet og mekanisme fastholdt hende i fortællingen om at hun var forkert, og på den anden side gav overspisningen og opkastningerne hende en form for kontrol som fjernede følelsen af utilstrækkelighed – for en stund.

Vægt og det at være tynd var ikke noget hun bevidst tænkte over, men Lærke husker at hendes opvækst var præget af mad og vægt, og det var altid gennemgående temaer i familien. Lærke havde det fint indtil hun i gymnasiet blev ramt af forskellige omstændigheder. Omstændighederne gjorde at hendes ellers så ansvarlige og pligtopfyldende selv kom under pres, og følelsen af kontrol forsvandt.

Der er imidlertid en masse som vi som mennesker ikke kan kontrollere eller styre. For Lærkes vedkommende kunne hun jo intet gøre i forhold til sin fars sygdom, andet end at blive ked af det og prøve at være der for sin mor. Hendes søster var optaget af sin egen pubertet, og Lærke var den der automatisk tog et socialt medansvar. Samtidig var meget mad og slankekure en fast del af familiemønstret. Hun spiste og gik på slankekur uden at tænke yderligere over det – det var jo det man gjorde. Det var først senere da Lærke fik lavet en særlig tanke-kobling til *"**hvis** jeg nu taber mig og har kontrol over det hele, **så** bliver alting godt – **så** bliver jeg sikkert også en bedre person og dygtigere til at have styr på tingene."*

Hvordan har Lærke så fået styr på sin spiseforstyrrelse? Ifølge Lærke selv har samtalerne om hendes liv hjulpet hende til at se sammenhænge og mekanismer bag spiseforstyrrelsen, men det var et foredrag i Landsforeningen Mod Spiseforstyrrelser (LMS) der første gang satte gang i Lærkes tanker om en forstyrrelse.

Foredraget tog udgangspunkt i tre forskellige historier om spiseforstyrrelser, og på et tidspunkt går det op for Lærke at én af historierne passer på hende: *"Åh Gud, det er jo mig – hold da op, så er det jo ikke mig der er forkert."*

Lærke kæmpede med et overdrevet fokus på mad. Især når hun var på kur, blev maden omdrejningspunktet i tilværelsen og intensiverede hendes trang til at spise. Når hun så tabte sig, blev hun mødt af normen og levede således op til kravene om vægttab og anerkendelse. Men vægttabet holdt ikke i længden, og følelsen af skam og skyld vendte forstærket tilbage.

Slankekurene virkede paradoksalt nok forstærkende på den dårlige selvfølelse og bekræftede hendes følelse af at være forkert. Forkert, fordi hun ikke var tynd og ikke "bare" kunne kontrollere sin vægt (som man åbenbart burde og selvfølgelig også kunne hvis man var "normal" ifølge ugeblade, fagpersoner, egen læge, kurser m.m.).

Spiseforstyrrelsen havde sit eget liv. Den opførte sig som en grim trold der sad på skulderen og var strid. Trolden sagde alt det til hende som hun aldrig kunne drømme om at sige til andre: *"Du er aldrig god nok, og uanset hvad du gør, vil du aldrig blive god nok."* Troldens ord og stemme fik Lærkes selvværd til at dykke.

66

Det blev et psykoterapeutisk center i Gentofte, Stolpegård, som gradvist ændrede Lærkes selvbillede. Hun fulgte et forløb på et års tid og deltog i gruppeterapi hvor hun hørte andre fortælle om det hun selv oplevede. Hun kunne begynde at se det hele lidt udefra, hvilket var anderledes end at se på sig selv, og hun fandt ud af hvor tosset det føltes indeni.

Forløbet arbejdede bl.a. med en følelsesdagbog hvori andre fik sat ord på hvordan Lærke selv havde det. Når andre kunne sætte ord på hendes følelser, blev Lærke bevidst om ikke at være forkert – det var jo tydeligt at de andre ikke var det.

I løbet af gruppeforløbet satte Lærke gradvist den grimme trold stolen for døren. Kropsterapien; som også var en del af forløbet på Stolpegard, lærte hende at lytte til sig selv og mærke efter. Paradoksalt nok kunne trolden også have en omsorgsfuld og lokkende tone. Stemmen kunne fx sige, *"nej, det har været meget hårdt for dig, skal du ikke have noget lækkert hos bageren? Køb du tre romkugler og en kanelsnegl."* Når Lærke så havde købt romkuglerne og spist dem, vendte stemmmen på en tallerken og skældte hende ud for at være svag.

Madindkøb foregik derfor enten i smug eller blev planlagt med en masse gode undskyldninger, fordi det var pinligt og skamfuldt at spise meget.

Lærke var opfindsom med sine påskud om indkøb for at dække over mængden. Spiseforstyrrelsens grimme trold levede bedst i det skjulte, men så snart lyset blev tændt, begyndte den at mistrives. Samtalerne og gruppeterapien gjorde trolden så synlig at den skrumpede.

Lærke har lært spiseforstyrrelsen godt at kende nu, og hun har talt med sin familie om den. Ved første forsøg var det grænseoverskridende at få familien indover, men bagefter mærkede hun en stor lettelse.

Det var godt for hende at få sat ord på at det ikke var hende men noget ved hende – *en spiseforstyrrelse* – der var årsagen til overspisningen.

Spiseforstyrrelsen tog magten. Lærke købte tre plader chokolade og planlagde at spise 2 1/2 af dem selv og dele resten med familien. Hun var nødt til at skjule det, for det var flovt. Trolden havde således fuld kontrol – først at lokke, så skælde ud og til sidst sætte Lærke skakmat – idømme en straf: *"Når du nu gerne vil tabe dig hvorfor gør du så det her"* – *"Nu skal du altså også bare på kur når du er så svag, et dårligt menneske, en fiasko, du kommer jo aldrig i mål."*

Trolden udnytter sin insiderviden til at bide sig fast der hvor det gør mest ondt – Lærke ville jo netop gerne være et godt menneske, hun ville gøre alt for ikke at være en fiasko, og hun kæmpede allerede hårdt for at nå sine mål.

I modsætning til hvad stemmen sagde tidligere, kan Lærke i dag slappe af og lade det uperfekte råde lidt. De ting hun ikke når at tage sig af løber jo ingen steder, og det er ikke så vigtigt hvordan det ser ud udadtil. Lærke har kæmpet for at få det godt – hun har kæmpet for at give sig selv lov til at have det godt. Før i tiden ville trolden ikke tillade det.

Lærke har legitimeret sin egen eksistens. Hun har fundet ud af at hun er ok som hun er, og hun har genvundet et tilfredsstillende selvbillede.

En spiseforstyrrelse er en psykologisk omstændighed som er vigtig at se på og tale om.

Ja, maden er et misbrug – præcis som stoffer er det – men forskellen er at du ikke kan undvære mad. Det betyder at du er nødt til at lære at tackle mad.

I dag har det stor betydning for Lærke at der ikke findes noget der er *forbudt* – at tænke at noget er forbudt, er det Lærke kalder for en spiseforstyrret tankegang.

Nu ved hun og insisterer på at alt mad er tilladt – blot i begrænset mængde. På den måde er tingene blevet mindre sort-hvide.

Noget af det Lærke har lært af sit arbejde med spiseforstyrrelsen er at det er ok at have lyst til noget, og det er i orden at sige fra. Hun ved at mange sitiuationer er forbundet med vaner, og vanerne er lig med minder om behov, og i det farvand kan spiseforstyrrelsen få fat i hende. Hvis hun føler sig presset og overbelastet, ved hun at hun skal være ekstra opmærksom og passe på sig selv.

Hvis hun er sammen med et menneske som har for vane at stille meget mad frem på bordet når man hygger sammen, skal hun lytte til sit indre alarmsignal og begrænse sig.

Det er som en linedansers balancegang at leve et liv med en spiseforstyrrelse. Til tider er Lærke nødt til at være restriktiv over for sig selv og komme med forbud – præcis som spiseforstyrrelsen. Vægttab kan være svært da det logisk hænger sammen med det at være på kur og derfor pirker til en af spiseforstyrrelsens triggerpunkter (slankekuren).

Lærke prøver at lade være med at veje sig for ikke at miste modet, og hun bevarer troen på at hun går den rigtige vej. Troen på sig selv og tilliden til at hun gør det rigtige modarbejder spiseforstyrrelsen og dens triggerpunkter.

I dag drejer det sig for Lærke om at:

▪ *Arbejde med overvægten og fokusere på det gode*

Hun skal være tålmodig og reflektere over den utilfredshed der melder sig når vægttabet ikke går hurtigt nok. Det manglende vægttab kan få hende til at gå på kur-vægten igen, og netop kur-vægten er troldens centrale substans: *"Nå nå, du har tabt et kilo, men det er ikke flot nok."*

▪ *Holde sig på stien når gamle vaner dukker op og give trolden kamp til stregen*

Lærke er opmærksom på at anerkende sig selv før trolden når at sige til hende, at hun ikke er god nok. Hun skal minde sig selv om hvad det egentlig er hun har lyst til, og hun skal tage sig tid til at mærke godt efter. Hun skal belyse trolden med et spotlight (ikke lade den leve i skjul) men gøre den synlig ved at tale om den.

På den måde hjælper hun sig selv med at indfange trolden (før den får begyndt) og kan således omvende dårlige vaner og blødgøre indre stemmer.

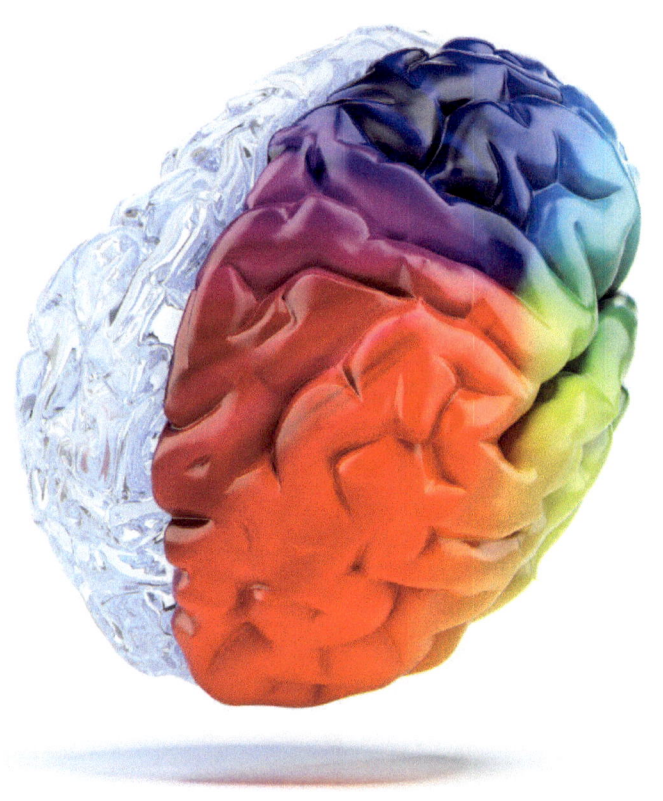

KAPITEL 2

ÆNDRE MINDSET

I kapitel 1 har du fået et overblik over:

- *Hvad er overspisning, afhængighed og BED*

- *Din egen risikozone for BED via tests*

- *Hvad din livshistorie kan fortælle dig, og hvilke mål der er realistiske*

Kapitel 2 gennemgår fasen ÆNDRE MINDSET, og de følgende sider vil gøre dig klar til at ændre på dine vaner.

Dit mindset er din indstilling til dig selv og til det forløb du skal have fokus på i de kommende måneder.

75

En stor del af problemet med din spisning er din tilgang til mad. Ændrer du din indstilling, ændrer du på dine mål for fremtiden og kan bedre klare udfordringen.

Før du går i gang med din transformation, har du brug for at vide lidt om hjernen og hvordan den fungerer i forhold til vaner og afhængighed.

System 1 og system 2

Groft sagt findes der 2 systemer i hjernen:

System 1: Hurtigt, automatisk og ubevidst.

System 2: Langsomt, kræver opmærksomhed og er bevidst.

System 1

Træffer beslutninger på baggrund af indgroede vaner – hvornår vi spiser, hvad vi spiser og hvor meget vi spiser. Det er dette system der får os til at tage en håndfuld slik uden at vi opdager det. Det sker automatisk. System 1 er derfor forklaringen på at vi overspiser, selvom vi med vores fornuft godt ved at det ikke er godt for os. Det er derfor jeg ofte hører folk sige, "jeg forstår ikke at jeg spiser alt den mad når jeg nu så gerne vil tabe mig." System 1 ræsonnerer ikke over handlemåden, det sker pr. automatik.

System 2

Ændringer i system 1 forudsætter implementering af system 2. System 2 aktiverer den del af hjernen som fører til tænkning, problemløsning og opmærksomhed. Det er her du tager det bevidste valg. Du skal derfor aktivere system 2 når du skal lære at håndtere din afhængighed af overspisning. Det koster meget energi at sætte gang i system 2, som derfor kun kan løse få opgaver ad gangen. Du skal således arbejde med dine vaner gradvist.

Måden du gør det på er:

1) *At blive bevidst om at du overspiser og har et valg*
2) *At forstå fordele og ulemper ved dit valg og at kunne overskue konsekvenser af valget*
3) *At vælge enten at stoppe din overspisning eller spise videre*

Det er vigtigt at du er ærlig over for dig selv i din vurdering af fordele, ulemper og konsekvenser. I et forsøg på at stoppe overspisning er ærlighed og selvindsigt af stor betydning. Det samme er valget mellem at stoppe overspisningen eller fortsætte den. Er det DIG der træffer beslutningen, får du friheden til at vælge selv fremfor en evt. slankekur. Når du vælger selv, støder du ikke ind i en indre modstand som kan få dig til at spise i trods.

Det er afgørende at forstå at du har et valg.

Når du får lyst til at spise, kan du enten give efter for trangen eller stoppe op – dit valg.

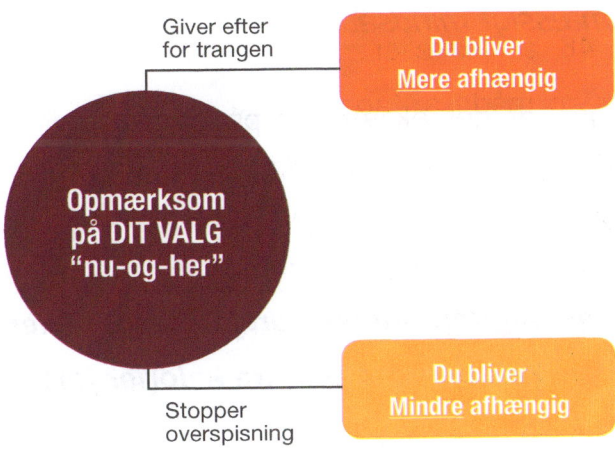

Du kan vælge at give efter for trangen til at spise og dermed styrke afhængigheden, eller du kan vælge at stå imod ubehaget og svække afhængigheden. For hver gang du svækker afhængigheden, ved IKKE at give efter for trangen til at overspise, bliver det en lille smule lettere at stå imod næste gang. Du vil opdage at ubehaget slet ikke er så slemt – at du faktisk godt kan stå imod. Det vil styrke din tro på dig selv at du kan sige fra og holde fast.

Når du siger stop, bygger hjernen et direkte spor hen til den egenskab i dig som siger nej til spisetrangen.

Din afhængighed bliver med tiden svækket og mindre krævende, og din angst for at give efter forsvinder.

Uhensigtsmæssigt mindset

I det følgende er der eksempler på et mindset som af forskellige grunde ikke er særlig brugbart i håndteringen af en spiseforstyrrelse. Du kan sikkert nikke genkendende til de fleste af dem:

Du tror at vægttab primært drejer sig om energibalancen ved kalorier spist kontra kalorier forbrændt

Der er mange psykologiske mekanismer der er med til at bestemme hvad, hvornår, hvor meget og hvordan du spiser og bevæger dig. Hvis du kun fokuserer på energibalancen, vil du ikke få øje på de spisemønstre du følger, og du vil derfor ikke kunne ændre på dem. Når du gerne vil stoppe med at overspise, skal du ikke alene dreje din opmærksomhed hen på en kostplan, du skal også arbejde opmærksomt og systematisk med din indstilling og med dine vaner.

Dit sind kommer let til at kredse om det forbudte hvis kalorierne er det eneste fokuspunkt. Forbudte madvarer lokker, og før eller siden kommer du til at give efter for trangen til at overspise, fordi du må opgive kampen for at holde stand.

Det bedste er at undgå at lave regler om forbudte madvarer.

Begræns hellere mængden af den kalorierige mad og søg et sundere alternativ. Du skal give slip på kampen om maden og efterhånden vænne dig til at tage normale madvalg.

Du bebrejder dig selv at du er overvægtig og skælder dig selv ud når dine slankekure slår fejl

Det føles håbløst og utilstrækkeligt at tænke negativt om sig selv hele tiden, og den konstante nedgørende sindstilstand får dig kun til at spise endnu mere. Det er tankerne og og følelserne der udløser overspisning.

Det er formålsløst at hænge fast i fortiden. Fortiden holder dig fanget i en negativ spiral og forhindrer dig i at forandre din nuværende situation til det bedre. *Tilgiv* dig selv dine tidligere mad-handlinger, og *se på* hvad du lærer om dig selv. *Erkend* at du ikke er den eneste der kæmper med overspisning – det er en krævende udfordring, som mange andre også lever med hver dag. *Accepter* at det har været svært for dig at tabe dig, men *sæt fokus på* at du nu og i fremtiden vil gøre det så godt du kan. *Begynd* at dyrke følelsen af at have det godt, og *øv* dig i at tænke rare tanker om dig selv.

Lyt til din krop, og *nyd* din mad – *mærk efter* hvad kroppen bliver glad af i stedet for din hjerne.

81

Praktiser troen på at du kan få det liv og den krop du ønsker. En god og opbyggelig følelse fremmer et godt og opbyggeligt valg.

Du forventer at tabe dig, selvom du forsømmer dig selv og dine egne behov

Det er et mindset jeg ser hos mange af mine kursister og klienter. Især kvinder yder en masse i forskellige relationer og ignorerer sig selv på arbejdet, i familien, med veninden og for resten også inde hos naboen. Hvis du ikke tager dig af dine egne behov for hvile, selvomsorg, glæde, kærlighed etc. kan du ikke undergå en mærkbar forandring. Forandring kræver et mentalt overskud. Du skal gradvist opnå en balance i tingene – og så skal du i øvrigt droppe overbevisningerne om hvordan du bør være og hvordan du bør se ud. Mange af vores indkodede overbevisninger og normer spænder ben for os, og ser du lidt kritisk på disse overbevisninger og normer, vil du opdage at de hverken hjælper dig eller andre at følge dem blindt. Når normer og overbevisningerne ændres, kan du begynde at leve et liv der opfylder dine behov. Det drejer sig ikke om at være en egoist men at huske at få dig selv med i livs-ligningen.

Du stiller store krav til dig selv og forventer vægttab uden afvigelser

Når du stiller store krav og forventninger til dig selv, er der en risiko for at du ikke kan indfri dem. Hver gang du afprøver en ny slankekur, som du ikke kan holde, vil du lide et lille nederlag. Jo flere slankekure du prøver kræfter med, jo større nederlagsfølelse. Efterhånden vil du få en fornemmelse af at du ikke gør det godt nok, og dit selvværd styrtdykker. Det er manglen på selvtillid der får dig til at opgive din slankeplan på forhånd.

Du skal i stedet forfølge nogle mindre mål, og du skal indse at under et udviklingsforløb må der være plads til udsving. Accepterer du fra starten at det vil gå op og ned, undgår du at miste troen på dig selv i forløbet. Små sejre avler flere sejre.

Så, husk:

Skær en del af din perfektionisme – den får dig kun til at føle at du ikke er god nok, og den får din tro på dig selv til at forsvinde. **Negative tanker og følelser udløser spisning**.

Derfor:

Skru op for din tålmodighed, og påskøn din indsats og de skridt du tager. **Imødekommende og gavnlige tanker begrænser spisning**.

Du svinger mellem dage med restriktive madregler og dage med overspisning

Når du strammer rebet om dig selv og indfører mange regler for din spisning, går der ikke lang tid før kroppen går til modangreb. Den vil gerne have ligevægt ved at overspise, og du ender i pendulet, som jeg har beskrevet i kapitel 1. Du skal derimod finde en harmoni og balance i dig selv så udsvingene i din spisning bliver mindre og derfor mindre opslidende for dig.

Du skal væk fra fra enten/eller spisning, forbud og mange regler og hen til tålmodighed, selvforståelse, balance, bevidste valg og normal spisning.

Du bruger madregler som straf og overspisning som belønning

Tillærte adfærdsmønstre er bestemt ud fra straf og belønning. Du lærer tidligt i livet at gå efter belønningen, og dine omgivelser er med til at forstærke denne mekanisme: Når du gør noget godt, roser omverden dig = belønning. Desværre bruges slik og mad også som belønning, og du kan have fået indkodet vaner som forventer noget at spise når du føler dig presset. Måske kender du situationen med at køre forbi bageren på vej hjem efter en hård og stressende dag, og inden du er hjemme, har du spist de kager du har købt.

Dette mønster er et eksempel på en tillært vane som belønner dig for en stresset dag.

Den biokemiske side af sagen er at søde og fede madvarer stimulerer belønningscentret i hjernen. Derfor oplever kroppen det som belønning når du fodrer den med slik. Det kan være noget af en udfordring at bryde med mangeårige dårlige belønningsvaner. Det kræver koncentreret opmærksomhed, tålmodighed og indarbejdelse af nye og mere hensigtsmæssige vaner.

Du tror at du vil blive mere lykkelig hvis du vejer mindre

Der er ingen tvivl om at du vil blive meget gladere for dig selv uden overvægt – men hvis du tror at din lykke er gjort med et vægttab, tager du fejl.

For det første flytter nissen med – dvs. at mange af dine ubehandlede problemer slutter sig til den slankere udgave af dig selv – de forsvinder ikke, selvom kiloene gør det. For det andet er det ikke tallet på vægten der er løsningen. Det er en langt mere holdbart at arbejde henimod et jeg der er tilfreds med sig selv og glad for sit liv. I takt med at du ikke længere har for vane at dulme sukkertrangen, vil pilen på vægtskalaen ryge ned.

Der skal ryddes op i det mentale klokkespil sideløbende med vægttab – ellers vil de fleste tage det hele på igen efter noget tid.

Det skyldes ikke manglende viljestyrke at mange tager kiloene på igen. Det skyldes spiseforstyrrelsen. Vi mennesker er sådan indrettede at vi sammeligner os med andre på områder hvor vi ikke føler os ligeså stærke. Dermed bliver vi bekræftet i vores egen manglende styrke. Men – et holdbart vægttab drejer sig ikke om fraværet af din egen styrke:

Et velunderbygget vægttab drejer sig om at få et større selvværd, ændre dit perspektiv og gribe vægttabet anderledes an end blot at gå på vægten.

Vægten fylder for meget

Din vægt er et bøvlet måleredskab, for uanset hvad pilen på vægten viser, er det aldrig godt nok, vel? Lad os sige at du har været rigtig god i en måned – holdt dig til de fastlagte kalorieindtag, trænet en time tre gange om ugen og i det hele taget spist sundt. Du har en forventning om at du har tabt mindst fire kilo. Du stiller dig på vægten, men den viser at du "kun" har tabt to kg. Du tænker, "øv, med alt det jeg har kæmpet, og så får jeg ikke mere end to kg. i fradrag. Det er ikke det værd." Du bliver skuffet og ender med at overspise ud fra tanken om at så kan det også være lige meget.

Lad mig komme med et andet eksempel. Du er inde i en god slankeperiode og taber dig. Du kommer til at slække lidt på dine spiseregler i en eller to dage. Du vejer dig, men du har ikke taget på. Fedt, tænker du – så behøver jeg ikke at være så striks med min mad, hvorefter du fortsætter med at løsne rebet om dine regler. Pludseligt opdager du at rebet har løsnet sig så meget at det giver udslag på vægten, og du tager på. Efter en periode, som den netop beskrevet, kan det være svært at komme tilbage til de strikse madregler eller *spændetrøjen*, som jeg kalder dem. For hver gang din vægt ryger i vejret, bliver det sværere og sværere at iføre sig spændetrøjen. Du vil tænke at nu har du taget på, og derfor må du sulte dig selv og springe måltider over eller tage en Nupo-drik.

Efter en dags tid med sult og afsavn vil du få følelsen af at du fortjerner noget lækkert at spise. Belønningen er kortvarig – så snart du har nydt belønningen, stikker trolden sit hoved frem med posen fuld af skyld og skam.

Når du stirrer dig blind på vægten alene, går du på jagt efter den optur som du kan huske du har fået tidligere – du kender sikkert følelsen af have tabt dig og være jublende lykkelig over det. I denne sammenhæng er det blot vigtigt at du husker at lykkefølelsen over vægttabet er og bliver en illusion hvis oprydningsarbejdet på det mentale plan ikke er påbegyndt.

Du ender i en slankekursmentalitet

Når vægttab er dit primære succeskriterie, bliver du fastlåst i en slankekursmentalitet – du er udelukkende optaget af hvor meget du vejer, og du tænker mindre over hvordan du har det.

Slankekursmentalitet undergraver dit selvværd. Du ved ikke hvordan du skal forholde dig til dig selv når du tror, at dit problem er din vægt. Du griber forståeligt ud efter den almindelige løsningsmodel, ved at gå på en slankekur.

Men du overser at en slankekur i bedste fald vil give dig en midlertidig optur, fordi du taber dig, i værste fald vil kuren få dig til at opgive troen på dig selv når du før eller siden misligholder dine egne spiseregler:

For – har du nogensinde holdt dig til en slankekur for evigt?
Nej, vel?

Det ender altid med at du føler dig fristet til at spise noget på den forbudte liste.

Dit forkrampede nej sætter dig under et gevaldigt pres og mangedobler derfor trangen til det forbudte.

Det siger sig selv at du på et tidspunkt må give efter for presset –

En slankekursmentalitet skader mere end den gavner.

De fleste af mine kursister og klienter kan identificere sig med at reagere på forbudte og restriktive madregler; *jeg skal nok selv bestemme hvad jeg skal spise.* Den trodsige stemme kommer op i én, og man ser sig selv tage for sig af alt det man ikke må spise.

Jo mere forbudt noget er, jo mere lyst får man næsten til det, og til sidst giver man efter for lysten og overspiser.

Vi mennesker har brug for at have en fri vilje. Vi har brug for at føle at vi har kontrollen over os selv og vores liv. Når du selv, din mor, samfundet eller omverdenen opstiller forbud, stritter dit *jeg* imod – og det i sig selv vil fremprovokere din selvstændighed, og du vil spise og overspise i trods.

Hvis noget eller nogen fortæller os at vi ikke må, bliver det mere attraktivt for vores sind at gøre det modsatte. Vi kommer til at reagere imod os selv, selvom vi inderst inde godt ved at det ikke hjælper os. Den pris du betaler for at overspise skader dig – du bliver ked af det, og trolden viser sig at være kompromisløs i sine hånlige og ondsindede stikpiller.

Hvis du vejer dit eget værd på vægten, er et fokus på vægttab vigtigere for dig end et fokus på sund mad og livsstil.

Din kost bliver ensidig (måske næringsløs), fordi du er ligeglad med din sundhed – *bare du taber dig*.

Din forbrænding tænker du heller ikke over; den går ned, fordi du taber muskelmasse – *bare du taber dig*.

Du fylder dig med sukkererstatninger med indhold af kunstig mad – *bare du taber dig*.

Kort sagt – du er ligeglad med dig selv og din egen sundhed når du er besat af vægttab.

Derfor er vægten som målestok uholdbar

Det er rigtig svært at vende blikket væk fra vægten når vi taler vægttab. Vi er alle vokset op i et læringsmiljø hvor det at være tynd er lig med sundhed. Vi bliver målt og vejet i skolen og hos lægen, og idealer om en slank krop præger vores kultur og tilværelse. Vi taler mere om vores udseende end om sundhed og velvære. Har vi det rigtige BMI (Body Mass Index)? Passer vi de tøjstørrelser som er at finde i butikkerne? Hvis du er slank og pæn, er du en succes.

Der er ikke noget galt med at ville være slank, men hvis din vægt er din eneste motivation, er der en stor risiko for at du holder et usundt spisemønster ved lige. Du vil føle dig tyk og ked af det, og måske vil du gå og være bekymret for at tage på.

Du vil aldrig blive tilfreds med dig selv hvis du ikke er god ved dig selv. Hvis du sætter lighedstegn mellem dit selvværd og din vægt, bilder du dig selv ind at et lavt tal på badevægten er løsningen.

Det er ikke mærkeligt at vægten er et afgørende fokuspunkt. Jeg har selv fået en masse kommentarer til min vægt: "Nej, hvor er du flot, har du ikke tabt dig"

– "Ihh, hvor er du dygtig, du har tabt dig så meget, hva?" – "Det klæder dig virkelig med det vægttab, du ser godt ud." Det er jo ikke fordi andre vil os noget ondt med rosen, men vi bliver hele tiden forstærket i troen på at den slanke version er en succeshistorie. Der er heller ikke noget i vejen for at du taber dig, men har du en spiseforstyrrelse, er det en anden vej du skal gå for at blive slank. Undlad at tale så meget om dit udseende og din vægt – taler du hele tiden om din vægt, fastfryser du din opmærksomhed på dit udseende. Vægten taler ikke altid sandt. Din vægt siger fx intet om hvordan du har det – om dit ernærings- og energibehov er dækket – om du er sund og har spist "rigtigt" dagen inden du vejede dig – om du i det hele taget er glad og lever i harmoni med dig selv. Vægten lever ikke altid op til vores forventninger, og skuffelsen over de uindfriede forventninger udløser en overspisning, som derefter sætter trolden på arbejdet.

Der er så mange andre faktorer end maden der påvirker din vægt dagen efter; tarmindholdet varierer, væskeophobning, din cyklus og en række andre fysiske mekanismer – de har alle stor betydning for vægten.

Din vægt er derfor en uholdbar medspiller i din reaktion på at have spist godt eller skidt i går.

Det er væsentligt at forstå at din vægt svinger naturligt op og ned henover dagene. Efter et træningspas binder din krop fx væske. Hvis du dagen efter en hård træning har taget 200 gram på og tænker, "den træning har så ikke hjulpet mig en tøddel – jeg kan ligeså godt lade være med at træne," så er du på vildspor.

Selvfølgelig hjælper fysisk aktivitet dig til at komme i bedre form, men du kan ikke aflæse din fysiske indsats på badevægten dagen efter. Resultatet kommer først efter nogle dage. Sæt badevægten lidt væk, og lad være med at veje dig hele tiden. Uanset hvad vægten viser, er vi alligevel sjældent tilfredse. Du kommer let til at overspise hvis du føler dig utilfreds.

Et vedvarende og holdbart vægttab kommer ikke af vægten alene, for

Problemet er ikke din vægt, men din spisning.

Det er din overspisning, dine spisemønstre, din spiseforstyrrelse og din afhængighed der er problemet. Det er disse mekanismer som du skal arbejde med og få styr på. Her er nogle nøgleord som kan hjælpe dig med at få et normalt spisemønster:

Selvomsorg og balance

Tålmodighed og accept

Tanker og indre dialog

Nydelse, trivsel, sundhed og velvære

Glæde, ro og harmoni

Selvværd bygget på en krop

Det er problematisk hvis dit eget værd hænger sammen med en bestemt kropsform. Nedgørende tanker om dig selv, fordi du vejer for meget, påvirker din holdning til dig selv. Når du forbinder din vægt med dit selvværd, kan det få dig til at miste troen på dig selv i perioder med overvægt. Du oplever at du udsætter ønsker og planer indtil du har opnået den rette kropsform.

Du bliver nedtrykt og føler dig magtesløs, fordi du ikke lever det liv der betyder noget for dig. Det er en svær omgang at holde gejsten oppe omkring vægttab og ændring af spisevaner når følelsen af håbløshed rumsterer.

Du skal huske at du har en krop, du ER ikke din krop.

Dernæst skal du tage et kritisk kig på dine overbevisninger. Du skal udfordre dine negative tanker og sætte et spørgsmålstegn ved dem – gennemhulle de overbevisninger som fortæller dig at du ikke kan det ene eller andet. Mange af de negative tanker du har drejer sig sandsynligvis om hvad du tror at andre mennesker tænker om din krop.

Ofte er vores antagelser om andres holdninger til os slet ikke sande, og selvom de var, må du vælge om deres holdninger skal forhindre dig i at leve det liv du ønsker!

Dit selvværd påvirker dig, og har du et lavt selvværd, vil du sikkert;

- Føle dig mindre værd
- Føle at andre ikke kan lide dig
- Have selvkritiske tanker
- Mangle tro på at du vil lykkes
- Have et øget fokus på andre mennesker
- Undgå bestemte situationer
- Have svært ved at udleve dine drømme

Vi har alle sammen behov for at føle os ok og blive anerkendt af andre.

95

På mange måder er andres accept at sidestille med en vital livsfunktion. I vores samfund er der stort fokus på at se godt ud, være fit og smuk på de sociale medier. Derfor er det nærliggende at tænke, "hvis jeg kan tabe mig og se smuk ud, kan andre bedre lide mig, og jeg får det bedre" – næste skridt – slankekur.

I starten vil du være i kontrol og føle dig tilfreds med et vægttab. Du vil endda opleve dig selv som en succes, og du får en tro på dig selv. Altså en god selvfølelse.

På ét eller andet tidspunkt vil du måske komme til at falde i, og du spiser noget som ikke er tilladt. Hvis du i forvejen har et lavt selvværd, vil fejltagelsen ramme dig ekstra hårdt, og din kritiske indre stemme vil sige, "det kunne jeg jo heller ikke finde ud af. Jeg vidste at det ville ske. Jeg er håbløs til at holde en slankekur og har ingen selvkontrol. Jeg kan lige så godt give op, jeg kommer aldrig til at lykkes med at tabe mig. Hvorfor kan jeg ikke finde ud af det når alle andre kan?"

Hvis din kritiske stemme er rettet mod dig selv som person, får dit selvværd et nyk nedad. Jo længere tid du lader din kritiske stemme råde over dig, jo værre vil du få det. Jo værre du får det, jo hårdere vil du være ved dig selv. Du vil fylde din egen tank op med grimme og hæslige ord om dig, og du vil få svært ved at realisere en omsorgsfuld tankemåde.

Du holder fast i de få dage hvor du fulgte din slankekur til punkt og prikke – måske tænker du at du bare skal være bedre til at holde planen og være mere viljestærk. Desværre vil du opleve at jo dårligere din selvfølelse bliver, jo sværere har du ved at være viljestærk – i sidste ende forventer du at mislykkes.

Din indstilling til at mislykkes vil få dig til at hejse det hvide flag hurtigere hver gang du får lyst til at spise, og du vil miste troen på at det nogensinde kan lade sig gøre at tabe sig – det bliver en slags selvopfyldende profeti. Sammenhængene kan illustreres på følgende måde:

Lavt selvværd => Føler mig tyk => Slankekur =>
Overspiser => Endnu dårligere selvværd

Som tidligere beskrevet skal der andre motivationsfaktorer til end din vægt for at komme dårlige spisevaner til livs. Jeg gennemgår motivationsfaktorerne i næste afsnit.

Følelsen af at ikke være god nok bliver nemt til = ikke slank nok.

Du er nødt til at øve dig i at være ærlig over for dig selv.

I de situationer hvor du ikke modstår din trang til at overspise, må du se på udfordringen i sig selv. Måske var det ikke dig personligt som reagerede, men noget ved situationen der fik dig til at overspise. Lad være med at gøre din egen identitet til problemet. Det er ikke *dig* der er problemet, men *problemet* der er problemet.

Mange af mine klienter siger at de vil begynde at leve det liv de ønsker sig når de har tabt sig. Kan du genkende tanken om at udsætte planer, fordi du synes at du er for tyk? Har du udsat fx uddannelse, rejser, interesser, en kæreste eller andet pga. din kropsform? For hvis skyld har du gjort det? Lev det liv der gør dig lykkelig. Det er vejen til en meget bedre selvfølelse og større tro på dig selv. En tro som vil hjælpe dig med at få den krop du ønsker dig. Når du trives med dig selv, vil du også have større overskud til andre mennesker.

Troen på dig selv kommer i takt med at du høster små successer på din vej i programmet her.

Når der med tiden viser sig små fremskridt, vil du gravist begynde at fortælle dig selv at du kan ændre dine vaner. Jo mere fremgang du oplever, jo mere vil du begynde at fortælle en ny historie om dig selv – den historie som handler om at du godt kan og er god nok. Dit selvværd vil stige, og du vil få motivationen til at fortsætte din udvikling.

Motivationsfaktorer

Når det ikke er vægten, som skal være din primære motivationsfaktor, hvad skal det så være? Det er ikke vægten der er dit problem men dit forhold til mad. Tænk på hvilke ulemper der er (udover overvægt) ved overspisning:

På kort sigt:

- Manglende energi
- Oppustethed
- Uren hud
- Tristhed
- Hovedpine
- Fordøjelsesbesvær
- Dårlig søvn
- Hjertebanken

På længere sigt:

- Lavere selvværd
- Risiko for alvorlige kroniske lidelser
- Begrænsede muligheder for at være aktiv
- For tidlig død
- Afhængig af andres hjælp i alderdommen
- Sociale udfordringer
- Beskæftigelsesmæssige forhindringer
- Afhængighedsadfærd

Hvilke ovennævnte faktorer kan få skovlen under din spiseforstyrrelse?

Hvis du overvejende er motiveret af nogle kortsigtede målsætninger, bliver det lettere for dig at holde fast i din motivation. Jo længere ud i fremtiden vores indsats afregnes, jo mindre motiveret er vi i forhold til at gøre en ekstra indsats.

Et ønske om mere energi og velvære i dag er for de fleste lettere at forholde sig til end risikoen for lavt selvværd engang ud i fremtiden. På samme måde er vægten ikke et her-og-nu-resultat men en konsekvens af et spisevalg på en lidt længere bane.

Før du udfylder skemaet med dine motivationsfaktorer, vil jeg give dig en øvelse. Øvelsen hedder, *Miraklet*, og er en visualiseringsøvelse. Visualiseringen hjælper dig med at være positiv indstillet over for dig selv. Hjernen er nemlig sådan indrettet at når det fjendtlige spor stopper foran rødt, kan det venlige spor tage over og byde nye veje og indre visdomme velkomne.

Ved hjælp af en ændring i din bevidsthedsstrøm har du mulighed for at finde nogle svar som normalt ikke dukker op i din rationelle hverdag. Øvelsen går ud på at du lige nu mærker hvordan det føles at have den krop du vil gerne vil have. Visualiseringen af det billede lukker op for andre vigtige faktorer og værdier som du skal lære at prioritere, for at bevare motivationen og få bugt med din spiseforstyrrelse.

Øvelse: Miraklet

I et fremtidsbillede ser du dig selv med den krop du gerne vil have.

Find et sted hvor du kan sidde uforstyrret i 15 min. Begynd med at lukke øjnene og tag fire-fem dybe vejrtrækninger. Mærk hvordan din mave hæver og sænker sig på indånding og udånding. Gør det i et roligt tempo. Mærk din krop, og slap godt af i hele kroppen.

Forestil dig nu at der er sket et mirakel. Du vågner op i morgen og træder ud af sengen. Der er i nattens løb sket det at du har fået en sund, slank og stærk krop. Ikke nok med det – du har også fået et helt normalt forhold til din spisning og dig selv. Mad fylder ikke længere i dit liv. Du lider ikke mere af en spiseforstyrrelse.

Mens du stadigvæk sidder med lukkede øjne, forestiller du dig hvordan du ser ud, hvad du har på af tøj og hvad du foretager dig. Du mærker hvordan det føles at være dig.

Det skal være så tydeligt for dig at du kan se det – som om du sad og så en film. Sid fortsat med lukkede øjne, og stil dig selv følgende spørgsmål:

Hvordan du har det?

Hvem er du sammen med? Hvad laver du?

Hvad gør du når du skal spise?

Hvad lægger du mærke til i din indre film? Hvad er til stede i dit visualiserede liv? Hvad er forsvundet?

Luk øjnene op – skriv eller tegn hvad du ser der er anderledes i dit liv uden overspisning.

Denne øvelse giver dig nogle svar på områder du skal begynde at prioritere.

Beskriv herunder de tanker, følelser og mentale billeder du fik gennem øvelsen:

Tænk nu over din egen motivation for at komme af med din overspisning.

Hvad vil du gerne opnå?

Formuler dine svar i positive vendinger. Skriv hvad du gerne vil have, undgå at skrive hvad du ikke vil have. Brug svarene fra visualiseringsøvelsen, Miraklet.

Kort sigt

Lang sigt

Hvis du fokuserer på de områder, som du har skrevet i skemaet ovenover, hvilken virkning tror du at de har på din overspisning?

Kort sigt

Lang sigt

Det er vigtigt at vide hvorfor du vil af med din overspisning, og at du ved hvordan det vil hjælpe dig. Vægttab bliver en positiv konsekvens af din indsats. Du må gerne skrive dine motivationer ned ved steder du er dagligt – sæt post its op på toilettet, i køkkenet, ved dit skrivebord, lav en screen saver på din computer eller mobil etc. – kig på dem når du synes at det er svært at ændre dine vaner. Det er dem der skal være med til at holde din kampgejst oppe – det er dem der er vigtige for dig.

Det er helt normalt indimellem at tvivle på om det vil lykkes for dig at slippe af med spiseforstyrrelsen. Det er også helt normalt at have lyst til at opgive kampen og fortsætte som hidtil.

Husk at spiseforstyrrelsen har hjulpet dig med noget i dit liv, og derfor kan det være angstfyldt at skulle undvære "en god ven." Du tænker måske at på den ene side ville det være fantastisk at leve uden afhængigheden, men på den anden side kommer du til at savne maden som redskab. Det er sådan det er.

Du kommer ikke til at slippe fri uden ubehag, sorg og savn. Du skal til at sige farvel til en god ven, som du ikke længere har brug for. Din motivation og troen på at det lykkes med at stoppe overspisning skal holdes op af andre gavnlige og positive redskaber i dit liv end mad.

Hvis dit mål er at spise normalt og sundt, er sandsynligheden for at du når målet større, end hvis dit mål er at komme til at ligne naboens tynde datter.

I dette kapitel har du set eksempler på forskellige mindset som spænder ben for normal spisning og vægttab.

I de kommende kapitler vil du blive præsenteret for værktøjer og øvelser der vil hjælpe dig med at få det mindset der er nødvendigt for et holdbart vægttab. Du kommer til at arbejde med dine tanker, følelser, overbevisninger, adfærd, mønstre, strategier og meget mere.

Rigtig god fornøjelse med din transformation.

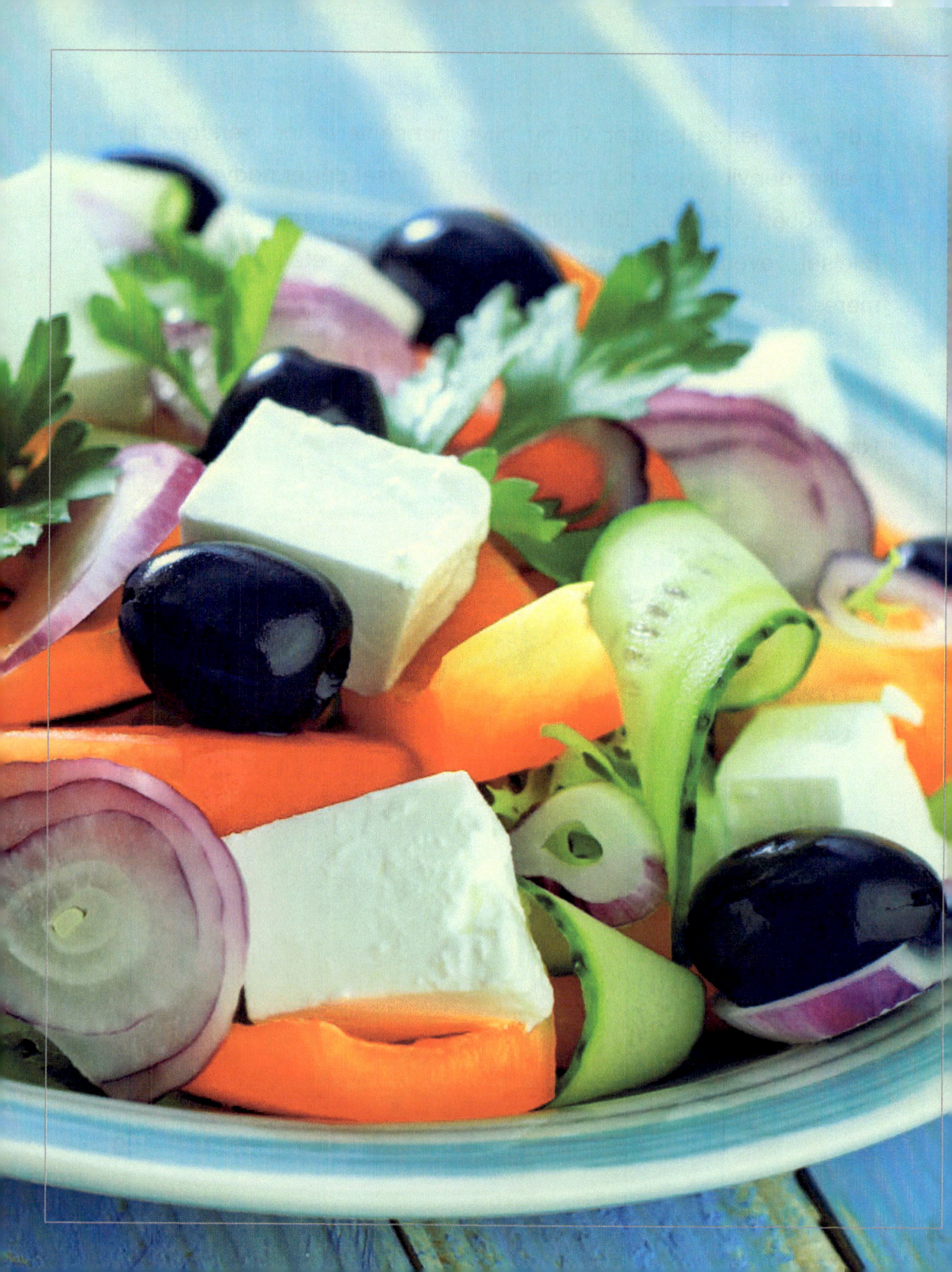

KAPITEL 3

VÆRKTØJSKASSEN

Du har nu brug for nogle væktøjer. Værktøjerne kan hjælpe dig med at ændre din adfærd og få et normalt forhold til din mad og din krop.

I dette kapitel vil du få indblik i spise- og adfærdsdagbogen, ugeskemaet og tallerkenmodellen. Du vil således blive mere bevidst om din krops signaler og komme ud af din afhænginghed.

Først skal du vide lidt om hvad triggerpunkter og dominoeffekter er.

Triggerpunkter og dominoeffekter

Triggerpunkter er de signaler i din mekanisme der får dig til at overspise. Signalerne kan være bestemte situationer, steder eller personer, men de kan også være bestemte følelser, tanker, tilstande, dufte, tidspunkter eller begivenheder. Når vi bliver trigget, sker det uden vi lægger mærke til det, fordi vores sanser er på automatpilot. Vi reagerer ud fra system 1 – den lynhurtige og automatiske forbindelse i vores hjeme. Der er tidligere lavet en forbindelse eller vane mellem en situation og spisning.

Situation + mad = vane

Den forbindelse er siden hen blevet gentaget mange gange, ja, så mange gange at du ikke længere tænker over, at der er en forbindelse.

Forbindelser opstår af 2 årsager:

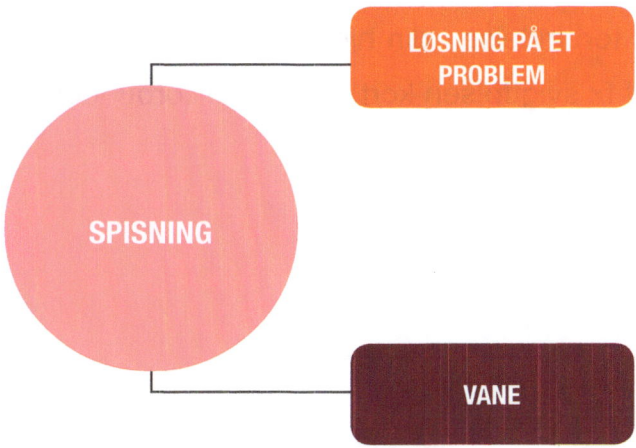

Som jeg har skrevet tidligere i bogen, skyldes overspisning bl.a. at vi håndterer følelser ved at putte noget i munden. Føler du dig fx svigtet, vil hjernen genkende situationen og forvente at du spiser. Uden egentlig at være sulten, dækker du således dine andre følelsesmæssige behov ved spisning: Det er en uhensigtsmæssig måde at løse et problem på – men det har måske været den eneste eller nemmeste løsning dengang du indkoede forbindelsen.

Den indkoede forbindelse mellem sitiation og mad er ikke en indlæring som sådan. Indkodningen eller læringen skal forstås som *det der har virket for os i de situationer vi har haft brug for det*. Det er en erfaring eller strategi som har været dig en hjælp – og som nu er en automatisk forbindelse i din hjerne. Desværre virker forløsningen (spisningen) af fx svigtfølsen kort, og den er forbundet med overvægt og psykisk afhængighed.

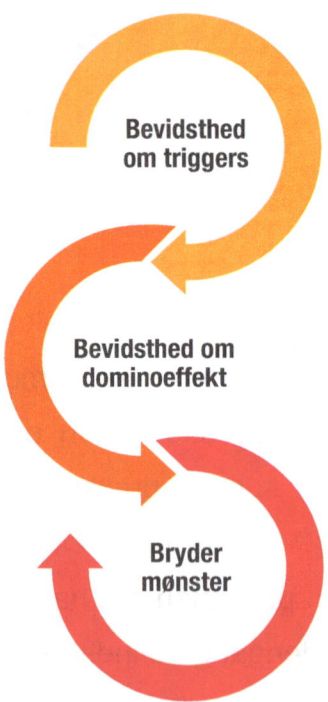

For at bryde spisemønstret skal du først og fremmest være klar over kodningen i hjernen mellem begivenhed og mad. Dernæst skal du finde ud af hvad du kan gøre i stedet for.

Hvis det drejer sig om følelser, vil dette kapitel viser dig måder at tackle dem på, men fælles for alle udfordringer er at du skal løse dilemmaet på en anden måde end med mad.

Til at hjælpe dig med det, kan du spørge dig selv:

Hvad har jeg i virkeligheden brug for?

Hvad kan jeg gøre i stedet for at spise?

Hvis jeg ikke kunne komme til at spise, hvad ville jeg så være nødt til at lære?

Den anden årsag til at hjernen laver lynhurtige forbindelser mellem et triggerpunkt og spisning er vaner. Vaner er situationer som er blevet gentaget så mange gange at du ikke længere kan huske deres naturlige udspring. Det kan være vaner helt tilbage fra din tidlige barndom. Dit bevidste jeg er ikke klar over sammenhængen, men din hjerne husker og gentager vanerne hver gang du møder et triggerpunkt – fx fredage = slik, hjemme hos mormor = slik, julen = småkager, ud at spise = dessert, TV i sofaen = chips etc.

Jo flere gange du gentager en vane, jo mere automatisk er den, og jo mere reagerer du uden at vide det.

For at bryde et overspisningsmønster, skal du allerførst blive bekendt med at spiseforstyrrelsen er på spil. Spiseforstyrrelsen vil altid forsøge at overbevise dig om at det er en god idé at spise. Den vil lokke med følelsen af glæde over at spise en Mars Bar, eller den vil sige til dig at det kun kan blive en hyggelig lørdag aften med kage. Det er ikke sandhed eller hele sandheden.

Du kan godt blive glad uden en Mars Bar. Faktisk bliver du rigtig ked af at spise den Mars Bar, fordi du efterfølgende også vil spise chips og endnu en Mars Bar. Og nej – det bliver ikke en hyggelig aften med et slikorgie – du får ondt i maven og føler dig dårlig tilpas.

Spiseforstyrrelsen har en evne til kun at se fordelene ved at spise – den ser slet ikke ulemperne, og sandheden bliver gemt godt væk. Så, lad dig ikke lokke af forstyrrelsen til at spise men få et kendskab til den så du ved at den "taler" til dig.

Stop diskussionerne med dig selv – eller mellem dine stemmer og tanker. Jo mere tid du bruger på at have disse indre diskussioner mellem din fornuft og spiseforstyrrelsen, jo større er risikoen for at du giver efter og havner i en overspisning.

Når du får trang til at spise, udskiller hjernen stoffet dopamin. Dopamin skaber en form for indre uro som du mærker og som du gerne vil have stoppet. Derfor giver du efter for spisetrangen og havner i overspisningen. Dopamin er et af de stoffer i hjernen som er med til at fastholde dig i en afhængighed. Det er et slags forventningens-glæde-stof som bliver udskilt når vi fx får lyst til noget. Det er den samme mekanisme som gør sig gældende når en hund ser et kødben. Den begynder at savle, fordi hjernen producerer dopamin, og den holder først op med at savle når den får kødbenet. Prøv derfor at undgå for mange tanker om mad der kan få dig til at savle.

Uroen vil sandsynligvis stadig være til stede i din krop, selvom du har lyttet til din fornuftsstemme og sagt nej til at spise. Næste skridt er nu at holde ubehaget eller uroen ud, indtil den forsvinder.

Hver gang du vælger at modstå ubehaget, vil du mærke mindre til det og blive mindre afhængig af forbindelsen i hjernen mellem situation og mad.

Stå ubehaget igennem

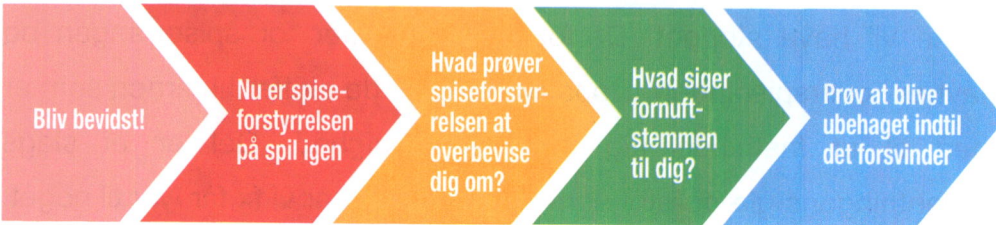

Du skal lære at stå ubehaget igennem, og du skal lære at ændre dit spisemønster ved at stoppe reaktionen på en overspisningsfølelse. Især vanerne er vanskelige at lave om på, men din øvrige spisning, som dækker andre følelsesmæssige behov, vil også udfordre dig.

Du skal ikke prøve at undgå de situationer som er svære for dig at håndtere uden overspisning. Du kommer bare til at lave nye forbindelser i hjernen som påvirker din adfærd. Det vigtige er at du udsættes for triggerpunkter og triggersituationer, og du lærer at modstå den spisetrang der følger med punkterne og situationerne.

Jeg vil anbefale dig at vælge et triggerpunkt ad gangen og få trænet reaktionen på det nogle gange før du går videre til det næste punkt. Du skal naturligvis ikke fylde dit skab op med slik og chokolade for at øve dig i at modstå synet og spisningen af det – det er ikke den vej du skal iføre dig træningstøjet. Du skal se de punkter og situationer, som får dig til at spise, som en mulighed for at træne din adfærd.

Når du træner din adfærd, laver du nye forbindelser i hjernen mellem situation og mad, og de nye forbindelser vil hjælpe dig fremover til at have mere styr på maden.

Du skal især træne at stå triggerpunktets ubehag igennem – gør du det, bliver det DIG der sidder ved rattet og styrer begivenhedernes gang.

Hvis du står imod trangen til at overspise, vil det ubehag du mærker i kroppen forsvinde af sig selv igen.

Du lærer kun at overvinde din afhængighed hvis du mærker trangen og ikke reagerer på den.

Det positive er at ubehaget vil blive mindre og mindre for hver gang du står det igennem.

At stå ubehaget igennem vil sige at du mærker fornemmelsen i kroppen og hører din stemme sige til dig, at du bare skal spise denne ene gang – *men du adlyder ikke stemmen.* Husk – stemmen er ikke sandheden, og ubehaget er bare en følelse. Du skal ikke foretage dig noget – bare vent måske 10 minutter, og ubehaget vil peake (toppe) og forsvinde igen.

Prøv at forestille dig at du ikke længere behøver at overspise, fordi du får trang til det. Du har et frit valg. Når du første gang skal øve dig i at stå ubehaget igennem, vil det måske føles svært, men det bliver en smule nemmere for hver gang du står imod og siger NEJ til et triggerpunkt. I takt med at du flere gange overvinder trangen, vil din nye vane blive mere og mere automatisk. Pludselig tænker du ikke mere over at ændre vanen, for du har fået en ny god vane. I virkeligheden er det sådan at du stopper med at overspise. Det kan være svært at stoppe med at spise i bestemte situationer, men det kan lade sig gøre at komme overspisningen til livs;

Det kræver at du kender dine triggersituationer og de dominoeffekter der følger med i kølvandet.

Tanker der spænder ben

Ofte er det en udfordrende spisesituation ledsaget af bestemte tanker der øger din trang til at spise dvs. trigger dig til at overspise. Et typisk eksempel på en tanke og dens efterfølgende dominoeffekt kan være; "nu har jeg alligevel spist et stykke kage, nu kan jeg ligeså godt skippe kuren," *og så fortsætter du med at spise usundt resten af dagen.* Uanset om det er selve situationen, følelserne eller tankerne du reagerer på, vil de sætte nogle mønstre i gang der påvirker din (spise)adfærd.

Et mønster af denne art kalder vi en dominoeffekt – et triggerpunkt eller en triggersituation som kort efter udløser en række (domino)effekter.

Modellen nedenunder illustrerer hvordan dine tanker, følelser, fornemmelser i kroppen og din adfærd gensidigt påvirker hinanden og kan udløse en dominoeffekt. Et eksempel kunne være:

Du er til en fest og føler ubehag ved din kropsstørrelse. Du tænker, "de andre synes nok at jeg ser fed ud i denne her kjole." Den tanke ledsages af en følelse af skam, tristhed og ondt i maven. Du føler dig ensom og begynder at spise en masse chips og kage for at dulme følelsen. Kort efter har du det endnu værre.

Nu er du meget mæt og føler dig endnu mere skamfuld og tænker, "jeg kommer aldrig til at blive slank." Dominoeffekten fortsætter i et meget negativt mønster, fordi dine tanker om dig selv synker til bunds.

Du kan tage kontrollen over din spisning ved at sætte dig ved rattet og styre dominoeffekten hen til et sundt mønster. Det lærer du mere om i kapitel 5 – juster dine vaner.

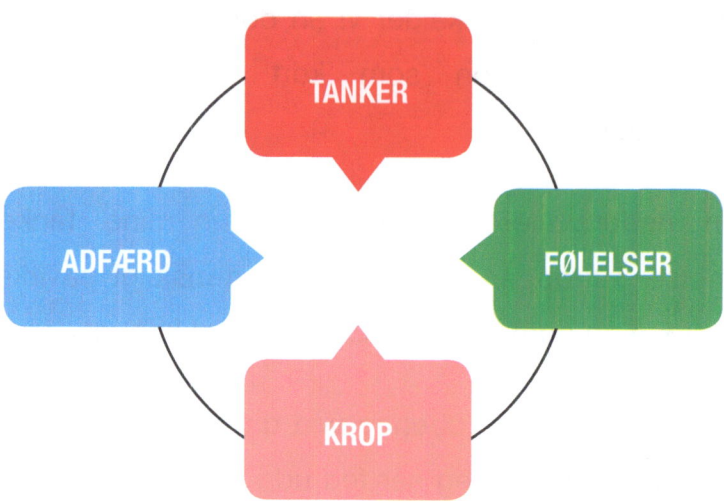

Du skal være særligt opmærksom på at du ikke kommer til at drejer dine tanker i retning af for meget negativitet. Negative tanker giver dårlige følelser, og usande negative overbevisninger er virkelig en dårlig vane. Fælles for alle overbevisningerne er at de medvirker til at fastholde dig i et uforløst mønster.

Herunder kan du se de mest almindelige kategorier af fordrejede negative tanker eller overbevisninger:

Tankelæseren: Du tror at du ved hvad andre mennesker tænker: "Han synes at jeg er fed og klam."

Spåkonen: Du forudser fremtiden, som er negativ: "Jeg kommer aldrig til at tabe mig."

Katastrofetænkning: Du tænker det værste: "Jeg kan ikke klare endnu et nederlag."

Mærkat: Du sætter negative mærkater på dig selv og andre: "Jeg er frastødende."

Undervurdering af positive hændelser: "Hun mente jo ikke at jeg så godt ud."

Negativt filter: Du fokuserer på det negative uden at se det positive.

Overgeneralisering: "Der er altid kage på arbejdet."

Alt-eller-intet-tænkning: "Hvis jeg ikke holder slankekuren 100%, kan jeg ligeså godt spise det hele."

Burde: Du taler mere om hvordan det burde være, end hvordan det rent faktisk er: "Jeg burde være bedre til at træne noget mere."

Fortrydelse: Du har mere fokus på hvad du kan gøre bedre bagudrettet, end hvad du kan gøre bedre nu: "Jeg skulle ikke have spist to portioner mad."

Selvbedrag: "Jeg køber denne chokolade nu – så har jeg noget at byde mine gæster på" eller "Jeg kan godt lige spise tre flødeboller, det tager jeg ikke på af."

Berettigelse: "Min dag har været så hård – det er ok at jeg spiser en pizza til aftensmad" eller "Jeg er alene med børnene og alt det praktiske, jeg må gerne hygge mig lidt med slik".

Måske genkender du nogle af de føromtalte tanker eller kan tilføje dine egne. Tænk et øjeblik over hvilke kategorier du især bruger. Tænk derefter over hvad der er sandheden.

Det er nu tid til at få et indblik i SAT

– Spise- og Adfærdstræningsprogrammet som omfatter skemaer du kan bruge til at planlægge, registrere, notere, analysere og gøre status over din spisning og din fremgang.

Brug din viden om tankekategorierne til at gennemskue dine triggerpunkter og din adfærd – kategorierne kan hjælpe dig med at blive klar over de fælder du lægger for dig selv, og de kan hjælpe dig med at få øjnene op for hvordan du undgår fælderne.

Spise- og Adfærdstræningsprogrammet (SAT) – en guide til at udfylde skemaerne i SAT

I kapitel 4 får du et 8 ugers SAT-program, men før vi kommer dertil, vil jeg give dig en oversigt over skemaerne og forklare hvordan du udfylder dem.

Dagskemaet: Spise- og adfærdsdagbog

SAT-programmet er dit arbejdsredskab i forandringsfasen. For hver dag er der en side hvor du noterer hvad du spiser og drikker i løbet af dagen. Skemaet ser sådan ud og er opdelt i 4 sektioner:

SPISE- & ADFÆRDSDAGBOG

DATO I DAG	〰️	🛏️	🌡️

🕒	1-10	🍽️	☕	1-10	🙂	🙁	😣
MORGEN KL.							
FORMIDDAG KL.							
FROKOST KL.							
EFTERMIDDAG KL.							
AFTEN KL.							
SEN AFTEN KL.							

TRIGGERS	SITUATION	TANKE	FØLELSE

3 GODE TING 🎖️	1. 2. 3.
🏃	

I øverste sektion skriver du dato, hvornår du stod op, hvornår du gik i seng og hvordan humøret var da du vågnede.

Humøret kan du beskrive med et enkelt ord fx godt, mellem, skidt, uro, glad, energifyldt eller et andet ord som beskriver din sindstilstand da du vågnede.

I næste sektion noterer du hvad du spiser og drikker og hvad klokken var da du indtog det. Ude i højre kolonne ser du en GRØN, GUL og RØD smiley. Her krydser du af for hver spisning – om det er en glad spisning, en neutral eller en sur overspisning. Hvis du betragter måltidet som en overspisning, skal du sætte kryds i feltet ved den RØDE sure smiley.

Der er to felter med 1-10 – et felt til før du spiser og et felt til efter du har spist. Før maden noterer du hvor sulten du er på en skala fra 1 til 10 – tallet 10 svarer til et punkt hvor du er så sulten at du kan spise hvad som helst, og 1 svarer til slet ikke sulten. Efter maden noterer du hvor mæt du er på en skala fra 1 til 10 – hvor 10 svarer til at du er så propmæt at du næsten er dårlig, og 1 svarer til slet ikke mæt overhovedet.

Prøv at spise når du er omkring 7-8 sulten – og at stoppe med at spise når du er omkring 7-8 mæt, dvs. mæt men ikke overmæt. Inden du begynder at spise, mærk efter i din krop og notér det tal der svarer til din sult.

Når måltidet er slut, mærk efter i din krop og beslut hvor mæt du er. Gå efter at spise dig mæt men ikke proppe dig. Notér tallet i skemaet.

I sektionen TRIGGERS (dine triggerpunkter) skal du tage udgangspunkt i antallet af dagens RØDE sure smileys. Notér hvad det var for en situation der fik dig til at overspise og hvad der skete. Til højre krydser du af om det var selve situationen der startede dominoeffekten eller om det var en bestemt tanke/følelse. I kapitlet om justering af dine vaner, får du metoder til at overkomme dine triggerpunkter.

I nederste sektion vælger du tre gode ting fra dagen – tanker, følelser, måder m.m. som har gjort dig glad for den du er. Ud for personen der bevæger sig, skriver du hvor mange skridt du har gået i dag og om du har trænet yderligere. Dine skridt kan automatisk optælles ved hjælp af en telefon eller en skridtmåler.

Dagskemaet: Planlægning af min dag i morgen

Det næste skema hjælper dig med at planlægge dine kommende dage.

Du kan bedre forberede dig på eventuelle uforudsete udfordringer når du har gjort dig nogle tanker om din næste dag. Vores impulsive sider byder os ikke altid på de bedste løsninger.

Forberedelsestræningen lærer dig at tænke i nye strategier og øger din viden om fremtidige triggerpunkter. Du aktiverer system 2, som giver dig mulighed for at træffe egne valg. Der er desuden noget helt praktisk ved at forberede sin mad og sikre, at der er købt ind til den. Derfor – planlæg gerne to-tre dage eller mere frem i tiden.

En madplan må ikke være for stram – hvis den er det, kan du blive fanget af din egen indre rebel. Rebellen vil modsætte sig den restriktive madplan, ligesom ved slankekuren, og i perioder hedde Rasmus Modsat. Brug madplanen til at sikre dig de allerbedste muligheder i stedet for at se den som en spændetrøje. Det kan være at du har lyst til at spise anderledes end dit planlagte udgangspunkt, og det er også fint – det er dit valg. Hvis du træffer et andet valg i nuet, skal du ikke bebrejde dig selv valget, men du skal vide hvorfor du gør det, og du skal anerkende de dominoeffekter der kan følge med valget.

PLANLÆG DIN DAG I MORGEN

DATO I MORGEN	

SPISNING
I morgen er det min plan at jeg spiser følgende:

Morgenmad	
Frokost	
Aftensmad	
Mellemmåltider	

TRIGGERS
I morgen forudser jeg følgende 3 triggers:

TRIGGERS 1 Min strategi er:	
TRIGGERS 2 Min strategi er:	
TRIGGERS 3 Min strategi er:	

I rubrikken med triggerpunkter skriver du tre situationer som du ser som udfordrende situationer. Det kan være at du skal til en middag, købe ind til weekenden, være alene hjemme eller noget andet.

Det kan også være en situation som du gerne vil øve dig i at kunne tackle – en træning i at stå ubehaget igennem. Under strategi noterer du hvordan du forestiller dig at håndtere situationen.

130

Når du arbejder systematisk med dine triggerpunkter, lærer du af dine erfaringer. Du må gerne skrive samme triggerpunkt på flere dage hvis du vil aflære en bestemt vane. Vaner er ofte sejlivede, og nogle af dem kræver flere ugers træning før de er aflært.

Du vælger selv hvilke triggerpunkter du vil arbejde med, men det kan være en god idé at vælge nogle af de triggerpunkter du har noteret i din spisedagbog. Tag fat på de triggerpunkter du har frisk i din erindring – har du et godt kendskab til punkterne, vil du sandsynligvis også vide en del om dominoeffekterne bag dem.

Ugeskemaet: Status for ugen

Efter hver uge samler du op på dine mønstre, din modstand, din fremgang og de næste trin som du er klar til at tage.

STATUS FOR UGEN

UGE	ANTAL ☹ DENNE UGE	ANTAL ☹ SIDSTE UGE	FLERE/FÆRRE DENNE UGE

Hvad har været din mest specifikke trigger i ugen der er gået?	
Beskriv dominoeffekten:	Situation: Tanker: Følelser: Adfærd:
Hvad er fordelene ved at fortsætte med den adfærd?	
Hvad er ulemperne ved at fortsætte med den adfærd?	
Hvad er fordelene ved at stoppe med den adfærd?	
Hvad er ulempen ved at stoppe med den adfærd?	
Hvad kan du gøre i stedet for?	
Hvilke strategier er du blevet bedre til at anvende?	
Hvilke vaner eller triggers vil du have fokus på at håndtere i den kommende uge?	

Øverst i skemaet noterer du hvilken uge det drejer sig om. Derefter tæller du antal røde sure smileys sammen fra denne uge og noterer både dem og antal sure smileys fra sidste uges skema.

I feltet, FLERE/FÆRRE DENNE UGE, trækker du de to fra hinanden og noterer resultatet.

Eksempel: Hvis du havde 10 overspisninger, dvs. 10 røde sure smileys i sidste uge, og du i denne uge kun har haft 8, skriver du tallet 2 i feltet, FLERE/FÆRRE. Hvis det er gået den modsatte vej, skriver du bare et minus foran tallet.

I sektionen nedenunder er der en række spørgsmål i venstre kolonne hvor du skal skrive dine svar i højre kolonne.

Hvad er det typiske triggerpunkt for dig i denne uge?

For at finde svaret på det, må du kigge dine spisedagbøger igennem fra sidste uge. Du skal se på hvilke situationer der går igen i dine besvarelser af TRIGGERPUNKTER.

Beskriv dominoeffekten:

1. Hvilken situation udløser oftest en overspisning?
2. Hvilke tanker er oftest forbundet med den situation?
3. Hvilke følelser ledsager oftest de tanker?
4. Hvilken *adfærd* viser du i den situation med de tanker og følelser du har?

Adfærd er forskellige reaktionsmåder – en bestemt adfærd kan være overspisning, men det kan også være meget kritiske tanker om sig selv, isolation, springe måltider over eller andet.

Brug de følgende spørgsmål til at afklare og forstå lige præcis den adfærd som du ser dig selv gentage i dine dominoeffekter. Som et eksempel på en adfærdsreaktion har jeg valgt at tage udgangspunkt i overspisning.

Hvad er fordelen ved at fortsætte med den adfærd?

Hvad er fordelen ved at overspise? – Er der nogen fordele ved det? Du vil opdage at de svar du kommer med, vil lede dig i retning af en større viden om din adfærd. Hvad hjælper den dig med? – Hvorfor er dit handlingsmønster som det er? I det øjeblik du får et klart billede af din adfærd, kan du nemmere finde andre måder at reagere på end at fortsætte som før.

Hvad er ulempen ved at fortsætte med den adfærd?

Hvad er ulemperne ved at overspise? Find andre ulemper end blot overvægt, og beskriv hvilke konsekvenser din adfærd har for dit liv. Hvorfor fortsætter du med at overspise?

Hvad er fordelen ved at holde op med den adfærd?

Nu vender jeg spørgsmålet om. Hvilke fordele er der ved at stoppe overspisningen? Du må meget gerne komme med andre svar end vægttab – hvordan vil dit liv blive bedre uden overspisning?

Hvad er ulempen ved at holde op med den adfærd?

Hvilke ulemper er der for dig ved at stoppe med at overspise. Hvad går du glip af når du ikke overspiser? Dine svar vil afspejle din indre modstand mod at ændre din adfærd. Det kan være meget overraskende at nå til bunds i de benspænd som vi ubevidst opfinder i forsøget på at spise normalt.

Hvad kan du gøre i stedet for?

Når du har fundet ud af hvad der holder dig tilbage fra et liv uden overspisning, kan du sætte ind hvor du har brug for det. Hvad tror du kan ændre på din adfærd?

Hvad er du blevet bedre til?

Hvad virker for dig? Hvordan kommer det du lykkes med til udtryk?

Hvilken vane vil du have fokus på at ændre fra denne uge til næste uge?

Vælg en eller to triggerpunkter som du vil prøve at løse på en anden måde end at overspise – du kan enten stå ubehaget igennem, eller du kan omdirigere dit fokus ved hjælp af fx fysisk akitvitet.

Mekanisk spisning

Hvad vil det egentlig sige at spise normalt? Du har sikkert prøvet at følge en bestemt kostplan med angivelse af hvor mange gram, kalorier eller mængder af forskellige fødevarer du må spise. Mange slankekure sætter din medfødte naturlige sultregulering ud af drift, og du reagerer ved enten at underspise eller overspise.

Da du blev født, krævede du mad når du var sulten, og du afviste maden når du var mæt. Denne mekanisme forsvinder efter mange slankekure – vi kommer ud af trit med kroppen og mister vores sult- og mæthedsfølelse. Desuden har de fejlslagne vægttabsforsøg en nedslående virkning på selvværdet.

Når vi ikke længere har en intuitiv fornemmelse for hvor meget vi skal spise og ej heller skal følge en kostplan eller kalorierestriktion, hvad skal vi så gøre?

Et godt udgangspunkt er at følge en ramme for din kost – en mekanisk ramme (deraf navnet mekanisk spisning) for dit indtag af mad. Rammen kan være tallerkenmodellen, håndmetoden (se næste side) eller nogle fornuftige principper[1].

Når du følger en kostguide, er det vigtigt at være opmærksom på at den ikke vækker din spiseforstyrrelse. Kostværktøjet skal være tilpas rummeligt, ikke for restriktiv og baseret på veldokumenterede fornuftige kostråd.

I det følgende vil du se nogle eksempler på brugbare metoder til mekanisk spisning. Vælg den ramme der fungerer bedst for dig, og følg den indtil du har sluppet noget af din madafhængighed.

---

[1] Det populære kostværktøj Sense har nogle gode principper om sund levevis – du kan finde mere om Sense på nettet og på youtube.

Tallerkenmodellen eller håndmetoden

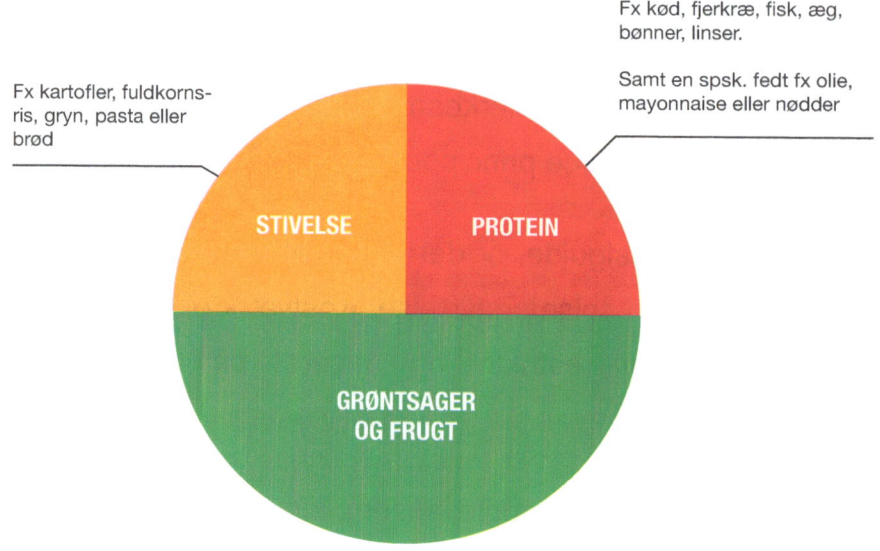

Fx kartofler, fuldkorns-
ris, gryn, pasta eller
brød

Fx kød, fjerkræ, fisk, æg,
bønner, linser.

Samt en spsk. fedt fx olie,
mayonnaise eller nødder

STIVELSE

PROTEIN

GRØNTSAGER
OG FRUGT

Spis 3 hovedmåltider om dagen fordelt på morgen, middag og aften.

Tallerkenmodellen: 1/4 protein, ½ tallerken frugt og grønt og 1/4 stivelse hertil ca. en spsk. fedt.

138

Eller:

Håndmetoden: 1 knytnæve til stivelse, 1 knytnæve til protein og en flad hånd til frugt og grønt hertil 1 tommelfinger fedt.

Spis dig mæt (men ikke overmæt) ved hvert hovedmåltid. Mavesækken er elastisk og udvider sig hvis du propper den.

Spring ikke måltider over – du kommer til at overspise på andre tidspunkter.

Hvor sulten er du inden måltidet og hvor mæt er du efter måltidet (notér 1-10 i din kostdagbog)

Tyg maden grundigt og smag på den. Læg bestikket ned mellem hver mundfuld.

Spis eventuelt max to mellemmåltider, som kan ligge i en hånd svarende til ca. 100 kcal pr. mellemmåltid.

Husk at drikke vand og slukke tørsten. Tag en portion pr. måltid. Tilbered lækker indbydende mad med god smag.

Gør ikke madlavningen til et større projekt end du kan magte.

Nemme løsninger er lige så gode, bare du holder dig inden for rammerne – fx måltidskasser, frosne grønsager eller sund fastfood.

Tilberedelse af sund mad tager ikke længere tid end tilberedese af fed mad.

Bruger du sukkerfrie erstatninger, skal du være opmærksom på at du vedligeholder din trang til søde sager. Det er faktisk bedre at undgå light-udgaver.

Tag en dessert en-to gange om ugen. Ikke et dessertorgie – spis en dessert som giver dig en tilfredsstillelse. Hvis du spiser en dessert engang imellem, overkommer du en alt-eller-intet-tankegang, som er en slankekursmentalitet. Det er helt normalt at spise dessert engang imellem, men det er ikke normalt at spise dessert hver aften. Dessert kan være en lille portion af noget du synes er skønt – også selvom det er med sukker. Vælg hvornår på ugen du vil spise dessert. Hvis du skal deltage i en middag i weekenden, er det fornuftigt at planlægge at spise desserten til middagen. Planlagt spisning af en dessert i weekenden er ikke at betragte som overspisning – en-to desserter om ugen er en del af at spise normalt. Det er unormalt ALDRIG at spise en dessert.

Mekanisk spisning hjælper dig tilbage til gode spisevaner. Formålet med mekanisk spisning er i første omgang ikke at du skal tabe dig.

Du skal have indarbejdet en struktur i din spisning og give slip på diskussionerne i dit hoved om mad.

Når du har fået struktur på maden og ro på dig selv, kan du meget bedre overskue og holde sammen på et holdbart vægttab.

Husk – du gør det så godt du kan. Det drejer sig ikke om at være perfekt, perfektionisme hører sammen med slankekure. Her taler vi mere om at skabe balance.

Efter en periode med struktur og stabilitet skal du lære at spise efter din indre fornemmelse – intuitiv spisning (som jeg kalder det) – et emne jeg kommer ind på senere.

Følelsesspisning

Du kender sikkert at spise uden at være sulten. De fleste af os har igennem livet lært at mad kædes sammen med vores følelser. Vi kalder det trøstespisning eller at spise på følelserne.

Du kan mindske dine overspisninger ved at lære at styre følelserne uden om maden, men det kræver øvelse.

Gennem opvæksten lærer de fleste af os at regulere følelserne. Desværre er det ikke altid en lærdom som alle får med fra starten.

Det er et fundamentalt behov hos mennesker at kunne håndtere følelser, men det er en færdighed som i mange tilfælde er mangelfuld. Vi laver en byttehandel når vi ikke kan overkomme

141

følelserne – følelser er ofte abstrakte og komplicerede, og så er det nemmere at erstatte dem med mere konkrete substanser som mad og alkohol. På længere sigt kan det give problemer med overvægt, afhængighed og udvikling af spiseforstyrrelser.

Det positive er at du som voksen kan lære at regulere dine følelser selv og på en bedre måde. Du skal øve dig på at sætte ord på dine følelser og differentiere dem fra hinanden. Det er en god idé at få en til at lytte til dig, fordi ordene bliver forstærket i et levende rum.

Derudover skal du lære at håndtere følelser ud fra forskellige katergorier. Modellen herunder opdeler følelser i 4 kategorier:

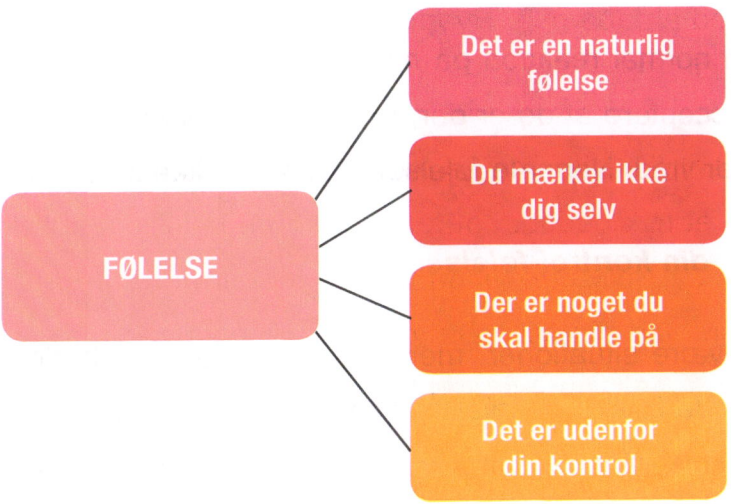

Naturlige følelser:

Naturlige følelser er såkaldte normale reaktioner på situationer du har været i. Måske er du tidligere blevet vred over at en person har sagt noget grimt til dig. Kan også være at du er blevet ked af det, fordi du har mistet en god ven. Det er normalt at have følelser – de gode som de mindre gode. Nogle mennesker kan ikke holde ud at være kede af det, og de bruger mad som redskab til at få følelsen væk.

143

Andre har som børn ikke fået lov til at være vrede, og de har derfor som voksne svært ved at vise vrede. Naturlige følelser skal have lov til at være der.

De er en normal reaktion på noget du har oplevet eller oplever. Øv dig i at acceptere at de er der, og anerkend dig selv for at være ked af det eller vred. Normale følelser skal heller ikke spises væk.

Uden-for-din-kontrol-følelser:

Der kan være situationer, mennesker eller begivenheder som giver dig specielle følelser – følelser som er svære og som du gerne vil af med i en fart. Mange, som jeg taler med i min klinik, bruger enorme ressourcer på at være vred eller ked af noget – situationer eller begivenheder som er fuldstændig uden for deres kontrol. Når du ikke kan kontrollere eller påvirke en given situation, må du lære at acceptere den eller forlade den. Når du giver slip på noget som er uden for din kontrol giver du også slip på den medfølgende følelse – den følelse som fx får dig til at overspise. Spørg dig selv om du kan gøre noget ved situationen – hvis ikke, må du øve dig i at forlade tanken om at du lige nu kan forandre tingenes tilstand.

Følelser du skal gøre noget ved:

Har nogen overtrådt dine grænser? Været urimelig over for dig? Såret dig uden at vide det? Har du forsømt dig selv? Følelser er beskeder til os.

De fortæller os hvordan vi har det. I situationer hvor andre har såret os tager vi os af følelsen ved at gøre noget ved det. Vi kan enten henvende os til den/de personer som har såret os og fortælle dem at det ikke er ok, eller vi kan dække behovet selv (ikke ved at trøstespise) men ved at tage os af os selv – prøve at forstå følelsen og hvorfor den er der, tænke gode tanker om os selv og få følelsen frigivet på en fornuftig måde (gå en tur, læse en bog, meditere m.m.) Spørg dig selv om følelsen bunder i at du ikke har fået sagt fra eller til? Er der grænser du har ladet andre overtræde? Prøv at gøre noget ved følelsen når den opstår – reagerer du på den, undgår du at dække det følelsesmæssige behov med overspisning.

Du kan ikke mærke dig selv:

Hvis følelsen enten ikke er der eller er diffus, kan det være at du skal give dig selv og din krop mere opmærksomhed. Når vi ikke kan mærke os selv, vågner trangen til at spise, for på den måde fornemmer vi kroppen. Det kan være en indkodet copingstrategi som er opstået, fordi der ikke har været plads til følelser.

145

Følelsesløse tendenser kan være et resultat af traumatiske begivenheder som mobning, svigt, overgreb og andre ubehagelige oplevelser. Tal eventuelt med en psykolog med erfaring i at behandle traumer.

Du skal øve dig i at mærke din krop – mindfulness og meditationer er gode værktøjer til at hjælpe dig med at træne din kropsbevidsthed.

Øg din kropsbevidsthed

Når du kan mærke hvornår du er sulten og mæt, bliver det nemmere at stoppe din overspisning. I det hele taget sker der en god adfærdsændring i takt med at du mærker din krop. Du lukker op for dine behov både fysisk og psykisk og bliver derfor mere opmærksom på at forstå dine behov. Når du fysisk og psykisk kan mærke træthed, overbelastning, smerte, ensomhed og tristhed, vil du bedre kunne komme disse følelser i møde på en anden måde end at overspise.

For at styrke din fornemmelse for hvornår du er sulten (og derfor bør spise) og hvornår du er mæt (og derfor bør stoppe), skal du henlede opmærksomheden på din krop. Du skal tage nogle dybe og rolige vejrtrækninger og øve dig i at lytte til dig selv.

Du kan downloade guidede meditationer på min website, eller du kan søge på nettet efter andre meditationsmuligheder som hjælper dig med din specifikke udfordring.

Mindful spisning – bevidst spisning

Igennem livet er vores naturlige intuitive spiseadfærd blevet forstyrret af en masse støj. Vi har spist af andre årsager end af sult. Vi har vænnet os til at spise fordi:

- Institutioner som vuggestue, børnehave og skole har lært os at spise på bestemte tidspunkter
- Traditioner som fødselsdage, Jul, Påske, Pinse m.m. tilbyder en masse mad
- Noget ser lækkert ud
- Det er tilgængeligt
- Vi køber ind og lader os lokke af nøje udtænkte salgsstrategier
- Vi kan ikke sige nej af høflighed
- Og en masse andre automatiske vaner

Med tiden har vi glemt at lytte til os selv – vores medfødte indre visdom – som kan regulere vores madindtag og ved hvad kroppen har behov for. Din indre visdom er dine fornemmelser og sanser. De guider kroppen til at spise det den har bedst af.

147

Din ydre visdom er al den viden du har fået og lært omkring kost, kalorier, næringsindhold etc.

Vi kan vende tilbage til udgangspunktet hvor vi som babyer spiste når vi var sultne og holdt op når vi var mætte. Denne form for intuitiv kropsbevidsthed kan vi genoptræne ved brug af mindful spisning med bevidsthedsudvidende øvelser som meditation og spiseøvelser. Du vil stoppe din overspisning i det øjeblik du lytter til din indre og ydre visdom.

Husk – du har brugt mange år på at overdøve din indre visdom; det kan tage noget tid at stille ind på den kanal igen.

I intuitiv spisning lytter du til din krop. Du mærker efter hvornår din krop har lyst til at spise og hvor meget. Det kan være svært at mærke hvad du har brug for, og du kan nemt blive i tvivl om du kan stole på din indre fornemmelse. Intuitiv spisning er i virkeligheden meget enkel – du spiser når du er sulten og stopper når du er mæt – kroppen regulerer sig selv i både indtag og vægt. Det kan lade sig gøre at få et afslappet og balanceret forhold til mad.

Smagssansen kan guide dig i forhold til dit madindtag. Der er ikke noget så skønt som den første mundfuld af vores yndlingsmad når vi er rigtig sultne, vel? Den første og anden bid smager himmelsk.

Når du har spist et lille stykke tid, begynder smagen at forsvinde lidt ud af maden, og når du er mæt, smager maden slet ikke så godt mere.

Gå efter nydelse for hver bid du tager. Øv dig i at smage på maden, og lad dine sanser fylde dig op med velvære. Når nydelsen forsvinder, er det tid til at lægge bestikket fra dig. Herfra mærker du efter om du faktisk er mæt. Den gode smag vil være der i starten af måltidet, så damper den af og kommer først igen ved næste måltid. Brug dine sanser til at stoppe dit måltid når den gode smag forsvinder.

For at træne dine sanser og din indre visdom, får du her to meditationsøvelser. Brug dem så ofte du vil og har mulighed for det. Du kan få en anden til at læse dem højt for dig, selv indtale dem eller downloade lydfilen fra min website.

Meditationsøvelse 1: Sæt farten ned i forbindelse med måltiderne

Denne lille meditationsøvelse gør dig mere bevidst om dine tanker, følelser og krop. Den sætter tempoet ned ved måltiderne, og på den måde kan du bedre mærke dig selv fysisk.

> Forestil dig at du skal til at spise et måltid alene... (pause)......Placer begge dine fødder på gulvet, og lad dine hænder hvile behageligt på dine lår – luk dine øjne.... (pause)... Tag flere dybe og afslappende vejrtrækninger.

> Du lader luften nå helt ned i den nedre del af din mave og puster langsomt ud igen. Læg mærke til om du har spændinger – i så fald skal du trække vejret ind (henled din opmærksomhed på de spændte områder) og puste din anspændthed eller ubehag ud.....(pause).....Forestil dig nu maden der står foran dig...(pause)....Tag en dyb vejrtrækning......(pause).....vær igen opmærksom på om der er nogle spændinger i din krop....(pause)......Læg mærke til, uden at dømme, om der er andre følelser, fornemmelser eller tanker vedrørende din mad...(pause)...Træk vejret dybt igen...(pause)....føler du dig anspændt? Tag endnu en dyb vejrtrækning, og luk dine øjne op igen når du er klar til det.

Meditationsøvelse 2: Sult-opmærksomhed

Denne mini-meditation kan du bruge i forlængelse af den foregående, dvs. inden start af måltidet, undervejs midt i måltidet eller efter måltidet. Den hjælper dig med at skabe opmærksomhed omkring din sult. Som tidligere vist er der felter i din spise- & adfærdsdagbog som du også bruger til at få et overblik over din sult. Forstår du dit sultniveau, opdager du hurtigere overspisningen.

> Sid afslappet og fokuser på din vejrtrækning Luk øjnene hvis du har lyst. Tag nogle dybe vejrtrækninger, og ret din opmærksomhed mod hele kroppen. Læg mærke til hvor fysisk sulten du er lige nu – 10 er så sulten at du kan spise hvad som helst, 1 er ikke sulten overhovedet, og der er ikke noget rigtigt eller forkert svar. Nu hvor du har fundet dit sult-niveau (fra 1-10) – hvilke fornemmelser i din krop hjalp dig til at finde frem til tallet? Efter at have siddet lidt og mærket efter, vend tilbage til din vejrtrækning – tilbage til rummet – og når du er klar, luk øjnene op.

Du kan finde flere meditationsøvelser på min hjemmeside, eller du kan hente forskellige apps på nettet.

LOUISE: "OVERSPISNING VAR MIN REDNINGSKRANS FOR OVERLEVELSE"

Jeg har kæmpet med overspisning og senere i livet med overvægt. Overspisning begyndte i starten af tyverne. Jeg kunne ikke gå forbi en bager uden at gå ind og købe noget lækkert. Som følge af overspisningen begyndte jeg at tage på, og under min første graviditet slog overvægten for alvor til – jeg tog 40 kg på. Jeg kæmper i dag stadig med overvægt, og jeg er godt træt af at mine tanker kredser om overvægten hver dag. Jeg kunne godt tænke mig at blive slank og normalvægtig.

Det meste af tiden er overspisningen forsvundet. I dag viser den sig kun når jeg er stærkt påvirket af noget følelsesmæssigt. Jeg har gennem tiden arbejdet meget med at forstå mekanismerne bag min overspisning – hvad trigger den, og hvorfor slipper den mig ikke?

Jeg har fået hjælp ved at gå i kropsorienteret terapi. Det har hjulpet mig med at mærke og forstå de følelser og reaktioner som er en del af mig.

I dag har jeg et slags livsprincip; jeg insisterer på at være til stede i mit eget liv, og jeg vil rumme det gode som det mindre gode.

Jeg vil mærke mit liv frem for at flygte fra det. Når du begynder at mærke dit liv, begynder du naturligvis også at mærke det som har været svært at leve med og vokse op under.

Jeg er vokset op som mellemste pige og datter af en far der var meget uligevægtig, bestemmende, højtråbende og til tider alkoholiseret. Min mor var også følelsesmæssigt udfordret – jeg blev ikke ammet, blev ikke omfavnet og måtte ikke ligge tæt. Min barndom har på mange måder været en følelsesmæssig rutsjetur.

Kropsterapien lærte mig at mærke min krop og sætte ord på hvad jeg mærkede. Jeg fandt ud af at jeg brugte overspisning som et redskab til en følelsesmæssig overlevelse.

Overspisningen som en redningskrans for at overleve

Jeg benyttede mig især af to værktøjer når jeg følte mig overrumplet af svære følelser. Det ene var at spise, fordi spisningen dulmede mit fysiske afsavn. Det andet var at arbejde. Ros og anerkendelse fulgte mig på jobbet – eksistensvilkår der manglede i min barndom. Jeg lærte derfor at arbejde meget og klare mig alene.

Overspisningen tog hånd om mig.

Jeg dulmede svære og uudholdelige følelser ved at spise, og på arbejdet hjalp overspisningen mig med at holde pauser når jeg følte mig stresset. Konflikter og problemer med mine børn er stadig et triggerpunkt – det sætter gang i min angst for at miste – så situationer i dag kan derfor stadig udløse følelser fra min egen barndom.

Når jeg føler mig presset, mærker jeg en stærk uro i min krop – en utålmodig uro som signalerer flugt; jeg må væk fra det her, jeg kan ikke være i det. I dag ved jeg at en triggersituation fører til overspisning, og jeg prøver derfor at aflede min opmærksomhed ved at fokusere på noget andet.

Overspisningen har i mange år fungeret som en slags redningskrans som har reddet mig i land når jeg troede jeg ville drukne i følelser af angst, vrede, afsavn og for at miste. Følelserne er stærke og ubehagelige, men i dag er jeg nået til en forståelse af overspisningens funktion. Denne bevidstgørelse har betydet at jeg kan imødekomme de behov jeg har (og har haft gennem livet) på en anden måde end med mad.

Overlevelsesmekanismer er noget vi alle i mere eller mindre grad gør brug af i angstprovokerende situationer. Nydelsen ved at spise var min overlevelse.

Følelsen af nydelse begyndte allerede i det øjeblik jeg besluttede mig for at spise – derfra kørte det bare af sted med mig. Det var dejligt og gav mig energi. Jeg fortsatte og forsatte – proppede mig indtil jeg ikke kunne mere – stoppede først da jeg havde spist alt for meget og blev dårlig. Den dårlige samvittighed vendte straks tilbage, og jeg blev så ked af at jeg havde gjort det igen og ikke kunne styre det.

Hvor jeg tidligere spiste for at kunne leve et liv med farlige følelser, er jeg nået til et punkt i dag hvor jeg kan rumme følelserne og ikke spise på dem. Mit terapeutiske arbejde med den forstyrrede spisning og dens tag i mig har gjort det lettere for mig at række ud efter hjælp. Hvis jeg har brug for det, hiver jeg nu fat i min mand, som støtter og hjælper mig. Tidligere kom det slet ikke på tale at lukke nogen ind: I min barndom gjorde jeg mig den erfaring at det gjorde ondt at bede om hjælp. Derfor klarede jeg mig så godt jeg kunne.

Jeg brugte også overspisningen som en strategi i mine forhold til mænd. Jeg har ikke fået sagt fra nok som barn og ung. Jeg overtrådte egne grænser og gik på kompromis for at få omsorg og opmærksomhed – for ikke at være alene.

Senere kunne jeg undgå mænd ved at overspise. Hvis jeg var overvægtig og utiltrækkende, fik jeg ro til at blive hængende i et rum alene uden at få overskredet mine grænser.

Mit arbejde med mig selv har drejet sig meget om at sætte grænser. Som barn tog jeg alt ind for at få kærlighed, ufiltreret, og det var for voldsomt for mig at opleve. Jeg har først senere i livet lært at sortere i mine følelser, mærke efter i min krop og sætte grænser for mig selv – fået defineret mit eget rum af fornemmelser, indtryk og grundtoner.

Det her skal ikke gå ud over min datter

Da jeg var i starten af tyverne, gik det op for mig at min ensomhedsfølelse hang sammen med min trang til at overspise. Årsagerne var stadig uklare, men to følelser dukkede gradvist op – angsten for at være alene og en undertrykt vrede der ville op til overfladen – jeg var fyldt op af vrede.

Da mine børn kom til verden, tog overspisningen til. Når jeg overspiste, føltes det som at lægge en dyne over følelserrne. Jeg blev mere passiv og bad på det tidspunkt ikke om hjælp. Jeg blev endnu mere bange for at lukke op, fordi skammen over ikke at kunne styre følelserne fyldte meget i mig.

Fra jeg var helt lille, har jeg været i kontrol over hvad jeg sagde og gjorde for at undgå at min far enten blev vred, aggressiv eller kom op at skændes med min mor. Fars vrede skulle ikke gå ud over min mor psykisk eller fysisk. Min storebror, der er 7 år ældre end mig, blev afhængig af alkohol ligesom min far var det.

Han flygtede fra hjemmet og flyttede hurtigt hjemmefra. Jeg udviklede meget tidligt en stor ansvarsfølelse, fordi jeg tog mig af min 5 år yngre lillebror.

Jeg er aldrig selv blevet slået af min far, men han havde et voldsomt temperament. På vej til sommerhuset havde min mor engang glemt at pakke køkkenruller ned, og jeg husker den weekend som et helvede. Min mor krøb langs panelerne. Jeg hadede det men kunne ikke flygte. Jeg kunne ikke tage væk. Jeg følte at jeg skulle passe på min lillebror og mor. Indeni var jeg meget vred, men min vrede var der ikke plads til – der var i det hele taget ikke plads til at vise følelser. Jeg forsøgte i stedet for at gøre min far glad – at få ham til at grine og være den kloge datter. Min rolle blev derfor at tage mig af andre. Jeg var en slags mor for min familie, men jeg var ked af det og havde svært ved at rumme min vrede.

Da jeg senere i livet selv blev mor, begyndte jeg at bekymre mig om mit eget billede som mor. Bekymringen voksede, og jeg begyndte at overspise.

Da min datter var omkring halvandet år gammel, kom min egen vrede til at gå ud over hende. Jeg blev så ked af det, for jeg forstod pludseligt hvordan jeg selv havde haft det som barn. Jeg så for mig et opgivende og knækket barn – et barn der fysisk formåede at holde sig oppe i sin kropsstamme men som var helt bukket under i nakken.

Jeg så mig selv. Et totalt kollaps af en lille ulykkelig pige. Der gik det for alvor op for mig at det var vigtigt at få styr på vreden.

Efter denne hændelse tog jeg en beslutning – det her skal ikke gå ud over min datter og søn. Jeg tog kontakt til en kropsterapeut for at arbejde med min historie. Jeg fandt ud af at jeg ikke kunne elske mig selv og andre. Min mand, som jeg jo var tæt på, magtede jeg ikke at elske. Jeg følte ubevidst at det var mere sikkert og behageligt hvis han holdt sig væk fra mig. Jeg kunne ikke bære at blive holdt af, fordi jeg savnede det så meget. Jeg frygtede at følelserne ville drukne mig hvis jeg først åbnede for de sluser – at føle sig elsket ville vække et så stort savn i mig at angsten for at mærke det var for voldsom. På det tidspunkt går det op for mig at følelsen af at blive holdt af ikke er en del af min identitet. Det er bedre at holde kærligheden på afstand end at få flere utrygge og uvisse følelser ved at blive holdt af.

Jeg havde lukket af for mange følelser

I første omgang har den kropsorienterede terapi været en stor hjælp. Jeg havde lukket af for mange følelser og var konstant i forsvarsposition. Jeg kunne ikke tale om alt det der var sket, for det hele var lukket inde i min krop i et kaos af følelser. Jeg skulle først ind og mærke efter i kroppen før jeg kunne sætte ord på noget som helst. Der var mange vrede følelser, angst og sorg – følelser som jeg ikke ville vide af, som jeg var bange for og havde lukket ned for.

Desværre havde jeg i den proces også lukket ned for glæden og kærligheden, både til mig selv og andre.

I dag er det ikke overspisningen jeg kæmper med – men overvægten. Overspisningen slår stadigvæk til engang imellem. Hvis jeg ikke tør mærke uroen, hænder det at jeg overspiser, og vanen i sig selv er svær at komme af med. Hvor det tidligere var forskellige og ofte tilfældige mennesker der satte min uro i gang, er det i dag kun dem der er meget tæt på mig som kan aktivere den. Det sker heldigvis sjældent.

Jeg er glad for de fremskridt jeg har gjort. I dag har jeg fundet andre veje at gå end at overspise. Jeg taler om problemerne (finder ud af om de har noget med mig at gøre) går ture, tager ud til min hest og rider. Jeg er dog meget opmærksom på min overspisning.

Fornyligt fandt jeg ud af at den også en hæmsko for mig – når jeg tyr til overspisning, kan jeg ikke mærke min følelser og dermed heller ikke arbejde med dem. Det er jeg glad for at opdage, for det fortæller mig hvor vigtigt det er at turde se sine følelser i øjnene og gøre noget ved dem.

Det er faktisk en utrolig tanke at jeg nu er kommet dertil at overspisning er en hindring for mig.

Jeg har kæmpet med det i mange år, og nu begynder jeg selv at kunne bestemme om jeg vil spise eller ej. Jeg er ikke længere underlagt kroppens og sindets vaner uden at have redskaberne til at stå imod med.

Jeg har en stor glæde ved at leve i nuet og gøre tingene 100%, men det sker ikke når jeg overspiser. Jeg har mulighed for at være mere til stede i mit liv, og det giver mig en følelse af at det er mit liv – jeg flygter ikke fra det, men jeg er i det. Alt det forhindrer en overspisning mig i at opleve.

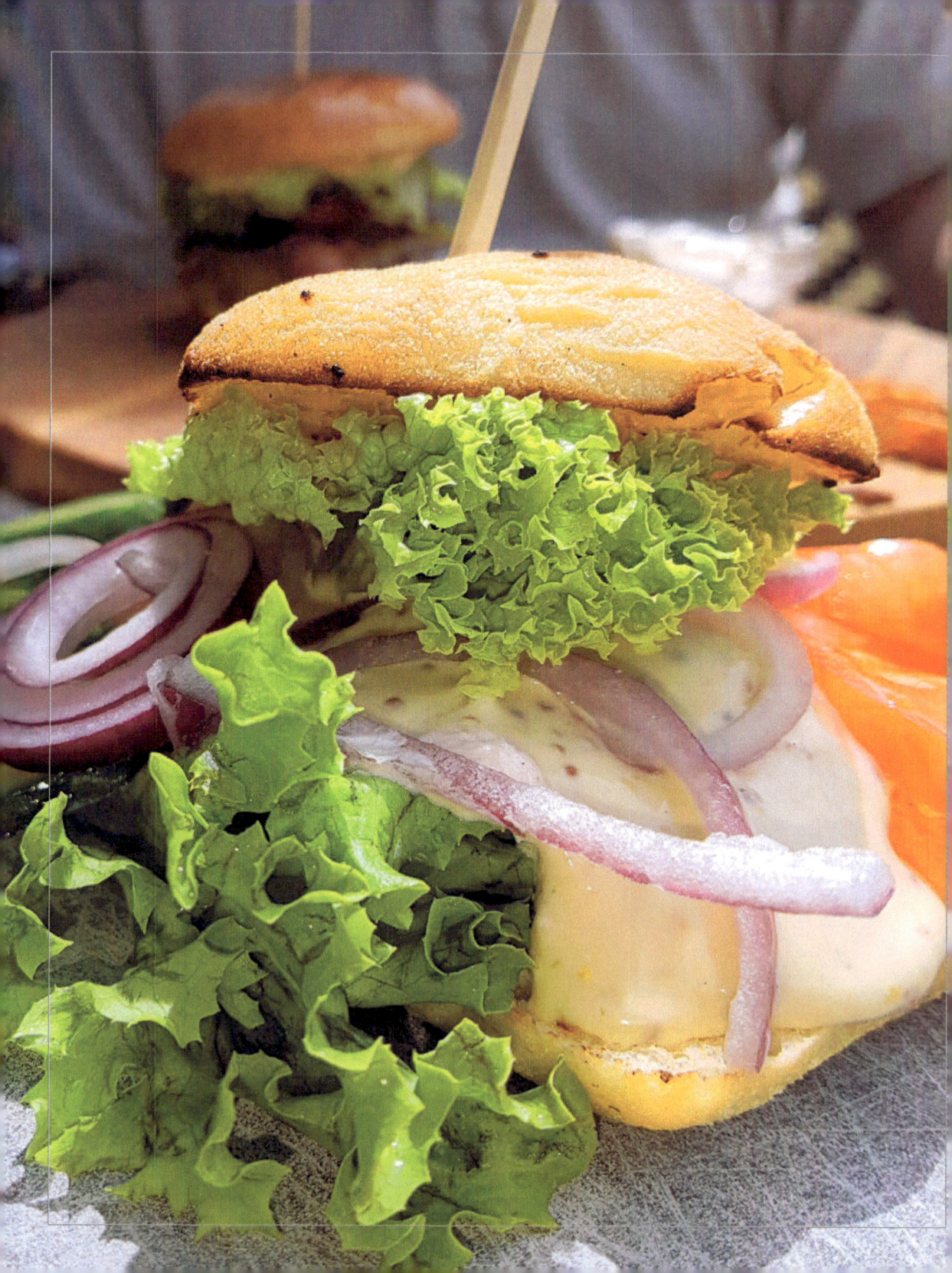

KAPITEL 4

FORANDRE DIN ADFÆRD

Du er nu kommet til et af de vigtigste kapitler i bogen. Du skal til at arbejde systematisk med din overspisning og ændre din adfærd.

Du ved allerede at du skal ændre dit mindset før du kan blive fri af din overspisning:

Du skal fokusere på andre mål end vægten

Du skal tale omsorgsfuldt til dig selv

Du skal undgå at gå på slankekur og i stedet for spise normalt

Du skal blive bevidst om dine triggerpunkter og øve dig i at tackle spisetrangen

I de kommende 8 uger skal du bruge spise- & adfærdsdagbogen, planlægningsskemaet og ugeskemaet. Ved hjælp af skemaerne kan du blive mere opmærksom på din spisning, triggerpunkter, dominoeffekter m.m. Du vil kunne forbedre din spiseadfærd og blive klogere på årsagerne til overspisningerne.

Du skal lære at tackle din trang til at overspise. Når du mæker et triggerpunkt, får du lyst til at spise. Du kan enten adlyde lysten og spise, eller du kan holde trangen ud og prøve at vende dit fokus på mad hen andre steder (gå/cykle/løbe en tur, læse en bog m.m.)

Husk – det er dit eget valg om du vil spise eller ej. Lad dig ikke diktere af dine omgivelser – det er dig der bestemmer, og du er fri til at leve det liv som du vil. Det altafgørende er at du ikke lader din spiseforstyrrelse bestemme over dig. Du skal arbejde med din overspisning i dit eget tempo, og du skal hele tiden minde dig selv om at du arbejder for at få mere glæde og harmoni ind i dit liv. Du gør det for din egen skyld. Hvis du har børn, kan det måske give god mening at tænke dem ind i din proces. Vi vil jo gerne leve længe nok til at se vores børn voksne op, og vi har ikke lyst til at videregive en forstyrret spiseadfærd til dem. Hvis dine børn kan være en positiv motivationsfaktor for din kursændring, er det helt fint.

Modellen nedenunder giver et overblik over en forstyrret spiseadfærd.

Hver gang du giver efter for trangen til at spise fodrer du spiseforstyrrelsen, og hver gang du holder ud og står ubehaget igennem svækker du spiseforstyrrelsen. I det næste affsnit får du viden om hvordan du holder ubehaget ud og vinder over spiseforstyrrelsen.

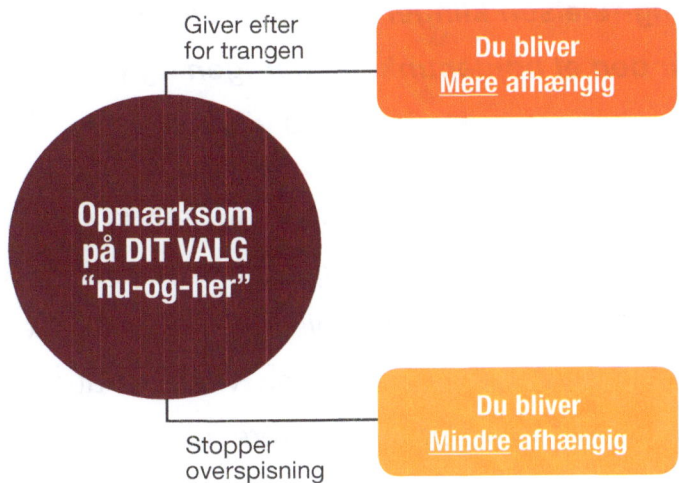

Sådan hjælper du dig selv med at stå ubehaget igennem og holde ud

Når jeg bruger trang til at spise, mener jeg naturligvis ikke sult som i et behov for næring – men hvordan skelner du egentlig imellem sult og trang?

165

For det første kan din ydre visdom fortælle dig om det er tid til et måltid. Hvis det er mere end fire timer siden du sidst spiste, kan det være sult. Du kan bruge følgende tommelfingerregel til navigationsmåling for sult:

Sult-følelsen stiger med tiden – den kan godt falde lidt, men den vil komme tilbage med fornyet styrke.

Trang-følelsen klinger af med tiden – som regel stiger den, så når den et højdepunkt, falder igen og forsvinder indtil en ny trang viser sig.

En trang-følelse minder lidt om en fødselsve eller en bølge på havet. Den bygger sig op og klinger af igen. Det er derfor jeg bruger vendinger som *at surfe på følelsen* og *at stå følelsen igennem*. Din umiddelbare reaktion på følelsen vil være at finde noget at spise, men du skal øve dig på at registrere følelsen uden at reagere på den.

Næste gang du får trang til at spise, kan du med fordel følge strategierne nedenfor – (strategierne er hentet fra DAT-teori *(Dialektisk Adfærdsterapi – Linehan, 2013)*)

Identificer trangen

Iagttag følelsen og trangen – bare læg mærke til den. Træd et skridt tilbage, og se på den udefra.

Forsøg at frigøre dig fra følelsen som om følelsen var en ting eller en person. Det kan hjælpe hvis du siger, "hej spise-trang, der er du jo igen." Det kaldes at eksternalisere følelsen når du adskiller dig fra den – du ser spise-trangen fra et ydre perspektiv fremfor et indre.

Oplev trangen

Prøv at oplev trangen som en bølge der kommer og går. Følelsen skal ikke bremses, hæmmes eller skubbes væk. Den skal heller ikke fastholdes eller forstærkes – den skal bare have lov til at være der, og du skal acceptere den som den er.

Husk: Du er ikke din trang

Der er ingen grund til at adlyde trangen eller dine tanker – følelsen er ikke sandheden, du kan jo vælge at tænke og føle anderledes.

Holde-ud-metoder

Når du har været igennem de tre foregående trin, kan du gå til holde-ud-metoderne:

Distraher dig selv

Lindre med sanseindtryk

Gør nuet bedre

Stille fordele og ulemper op

Distraher dig selv:

- Prøv at foretage dig noget andet. Det kunne fx være at dyrke motion eller en hobby, gøre rent, ringe til en veninde, strikke, lave noget sund mad, drikke en kop te, arbejde i haven, læs en bog, dans osv.
- Gør noget for andre som at forberede en overraskelse, ringe til et familiemedlem, købe ind for naboen osv.
- Vær taknemlig for noget ved dig selv eller for noget i dit liv – du kunne skrive det ned på en blok

- Oplev en anden følelse end den du har. Hvis du fx er trist, se noget sjovt, eller læs noget der giver dig en følelse af selvtillid og selvværd. Se i din dagbog på de tre gode ting du har gjort for sig selv.

Lindre med sanseindtryk

- Med synsindtryk: Kig på naturen, himlen, tænd et lys og kig på flammen. Se på smukke billeder i en bog, plej dine negle, indret en hyggekrog i dit hjem, køb en smuk blomst, se en smuk udsendelse i tv osv.
- Med lyde: Lyt til noget smukt, beroligende, oplivende eller spændende musik. Lyt til lyde fra naturen, syng med på dine yndlingssange osv.
- Med lugte: Brug din yndlingsparfume eller creme, tænd et duftlys, duftstænger, indånd naturens friske dufte osv.
- Med smagsindtryk: Drik noget beroligende, børst tænder, tyggegummi, spis dine måltider med opmærksomhed osv.
- Med berøring: Tag et bad eller et fodbad, kæl med din hund eller kat, få massage, giv/få et kram osv.

Gør nuet bedre

- Ved at fantasere: Forestil dig et hemmeligt rum inde i dig selv hvor du kan gå ind – du føler dig afslappet uden trang til at spise

- Ved at finde mening: Find eller skab dig en mening med ubehaget. Vend det negative til noget positivt ved at huske på, at ubehaget hjælper dig med at slippe din spiseforstyrrelse og få et normalt forhold til mad.

- Ved at bede en bøn: Forestil dig at du åbner dit hjerte for et højere væsen, en højere sandhed, Gud eller din egen indre visdom.

- Ved at spænde af: Lav en afslapningsøvelse eller meditationsøvelse. Lyt til en guidet meditation som bringer dig i en rolig tilstand.

- Ved at være opmærksom: Gør en ting ad gangen. Bliv i det du oplever lige nu, og ret din opmærksomhed mod nuet. Vær opmærksom på hvordan din krop bevæger sig når du gør de forskellige ting. Øv dig i at være i nuet.

- Ved at tage en pause: Gå i seng og hvil dig i tyve minutter. Køb et blad og læs det, sluk din telefon, tag en times pause fra hårdt arbejde, sæt dig i en stol med et tæppe på og slap af.

- Ved at opmuntre dig selv: Gentag om og om igen; "jeg kan godt klare det / det går over om lidt / jeg kan komme igennem trangen til mad / jeg gør det så godt jeg kan"

Stille fordele og ulemper op

- Lav en liste med fordele og ulemper ved at stå ubehaget igennem, og lav en anden liste med fordele og ulemper ved at overspise.
- Tænk på de negative konsekvenser som en spiseforstyrrelse har for dit liv.
- Tænk på dine grunde til at stoppe med at overspise. Tænk på et liv uden afhængighed. Forestil dig hvor godt du vil få det når du lærer at modstå trangen, og du kan opfylde dine mål.

Hvis du kommer til at spise for meget, så skæld ikke dig selv ud. Du er i gang med at øve dig, og du gør det så godt du kan.

Du får her to øvelser som hjælper dig med at gennemskue spisetrangen.

Øvelse 1: Hvad er jeg i virkeligheden sulten efter?

Overspisninger er ofte tegn på copingstrategier (*tidl. omtalt i afsnit Spiseforstyrrelsen – BED (Binge Eating Disorder)*)

Vi spiser når vi er kede af det, rastløse, stressede, trætte, ensomme eller af andre årsager. Især stress øger spisetrangen, fordi hjernen udskiller hormoner som giver kroppen lyst til søde sager.

Du må finde ud af hvad din overspisning dækker over – hvad er dit reelle behov. Når du begynder at opfylde dit rigtige behov, vil du få mindre lyst til at overspise.

Hvad er jeg i virkeligheden sulten efter? Kan du finde andre løsninger på dine behov end at spise?

Spørg dig selv og mærk godt efter: Hvad er jeg i virkeligheden sulten efter? Hvad kan jeg mærke at jeg/kroppen har brug for? Hvad savner jeg i mit liv?

Her er nogle idéer til reelle behov:

- Hvile eller en pause
- Nærvær
- Omsorg/selvomsorg
- Inspiration
- Intimitet
- At tale med nogen
- Mening i livet

Hvis dine behov er nemme at identificere, kan du selv komme dem i møde og gøre hvad der skal til for at dække dem. Hvis dine behov er svære at identificere, må du et spadestik dybere ned. Måske kan en søster/bror, veninde/ven eller forældre hjælpe. Hvis ikke de nævnte personer kan hjælpe, kan du opsøge fagspecialister.

Øvelse 2: Surfe på spisetrangen/Surfe på følelsen

Lyst til mad og søde sager udløses af bestemte situationer. Vi tror fejlagtigt at vi SKAL adlyde disse lyster, fordi de forsvinder ikke før vi har spist dem væk. Det passer ikke. Lysten til at spise vil forsvinde af sig selv igen, og det ubehag, som vi synes vi mærker, kommer vi nemt til at overvurdere.

Surfe på spisetrangen er en meditationsøvelse (se længere nede under punkt 3) som du kan bruge når trangen til at spise melder sig – til at stå ubehaget igennem.

Næste gang du får lyst til at spise gør du følgende:

1. Du vurderer først om din trang skyldes sult eller en overspisning

2. Hvis trangen ikke skyldes et fysisk behov for mad men bare en trang til at spise, kan du vælge enten at følge de ovennævnte strategier, at lave de nævnte meditationsøvelser eller at udføre nogle af dine nødplaner (se kapitel 5)

3. Du *surfer på følelsen* ved at sætte eller lægge dig ned et roligt sted. Luk øjnene og træk vejret dybt ned i maven

4. Du trækker vejret ind gennem næsen mens du langsomt tæller 1-2-3

5. Hold vejret i to sekunder og pust langsomt ud gennem en lille spalte i munden mens du tæller 1-2-3-4-5-6-7-8-9-10

6. Gentag vejrtrækningerne og mærk kroppen alt imens du forestiller dig at du surfer på en kæmpe bølge. Du ved at bølgen på et tidspunkt vil glide ind på stranden og forsvinde, men du surfer på dit board oppe på toppen af bølgen. Sæt evt. noget beroligende musik på, mens du surfer på følelsen

Lysten til mad er en copingstrategi for nogle behov der reelt ikke har noget med mad at gøre. Med den viden er der derfor ingen grund til at lytte til lysten. Lysten vil forsvinde om lidt igen.

I starten kan det være at du skal gentage øvelsen flere gange i træk – trangen til at spise vil dukke op igen og igen. Men, jo flere gange du oplever trangen forsvinde uden at spise, jo nemmere forsvinder trangen når den kommer. Prøv at rumme den uro du mærker, og tænk på at den går væk igen. Prøv også at øve dig i at stoppe midt i en overspisning (brug strategierne og meditationsøvelserne til at hjælpe dig).

Trangen til at spise chokolade er ikke et behov for mad – der er ingen grund til at adlyde trangen.

Husk – det er bare en tanke. Hvis du tænker på at købe kage, kan du vælge at tænke på noget andet.

Forsøg ikke at undgå lysten til slik, men konfronter lysten og vind over den.

I takt med at du øver dig, bliver det nemmere at stå ubehaget igennem.

Husk – du øver dig og gør det så godt du kan. Skæld ikke dig selv ud, men vær en god ven for dig selv.

8 UGERS SAT-PROGRAM

SPISE- og ADFÆRDSTRÆNINGSPROGRAM

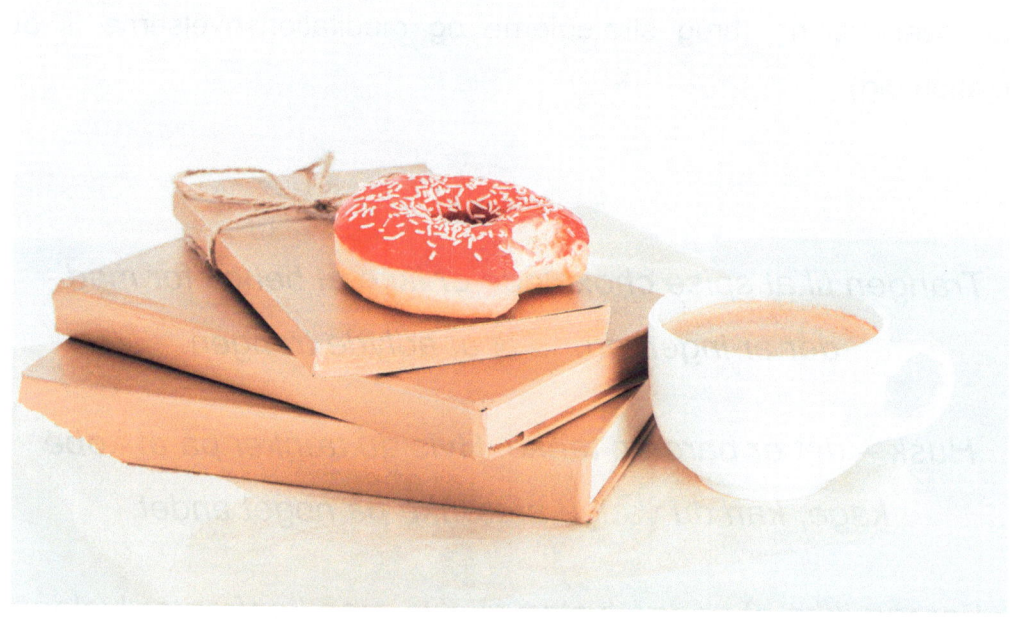

Dagskemaet: Spise- og Adfærdsdagbog

Dagskemaet: Planlægning af min dag i morgen

Ugeskemaet: Status for ugen

Du finder en guide i at udfylde skemaerne i kapitel 3

PLANLÆG DIN DAG I MORGEN

DATO I MORGEN	

SPISNING
I morgen er det min plan at jeg spiser følgende:

Morgenmad	
Frokost	
Aftensmad	
Mellemmåltider	

TRIGGERS
I morgen forudser jeg følgende 3 triggers:

TRIGGERS 1 Min strategi er:	
TRIGGERS 2 Min strategi er:	
TRIGGERS 3 Min strategi er:	

SPISE- & ADFÆRDSDAGBOG

DATO I DAG	🪥	🛏	🌡

🕐	1-10	🍽	☕	1-10	🙂	😕	☹
MORGEN KL.							
FORMIDDAG KL.							
FROKOST KL.							
EFTERMIDDAG KL.							
AFTEN KL.							
SEN AFTEN KL.							

TRIGGERS	SITUATION	TANKE	FØLELSE

3 GODE TING 🎖	1. 2. 3.
🏃	

PLANLÆG DIN DAG I MORGEN

DATO I MORGEN	

SPISNING
I morgen er det min plan at jeg spiser følgende:

Morgenmad	
Frokost	
Aftensmad	
Mellemmåltider	

TRIGGERS
I morgen forudser jeg følgende 3 triggers:

TRIGGERS 1 Min strategi er:	
TRIGGERS 2 Min strategi er:	
TRIGGERS 3 Min strategi er:	

SPISE- & ADFÆRDSDAGBOG

DATO I DAG	🪥	🛏	🌡

🕐	1-10	🍽	☕	1-10	🙂	🙁	😣
MORGEN KL.							
FORMIDDAG KL.							
FROKOST KL.							
EFTERMIDDAG KL.							
AFTEN KL.							
SEN AFTEN KL.							

TRIGGERS	SITUATION	TANKE	FØLELSE

3 GODE TING 🎖	1. 2. 3.
🏃	

PLANLÆG DIN DAG I MORGEN

DATO I MORGEN	

SPISNING
I morgen er det min plan at jeg spiser følgende:

Morgenmad	
Frokost	
Aftensmad	
Mellemmåltider	

TRIGGERS
I morgen forudser jeg følgende 3 triggers:

TRIGGERS 1 Min strategi er:	
TRIGGERS 2 Min strategi er:	
TRIGGERS 3 Min strategi er:	

SPISE- & ADFÆRDSDAGBOG

DATO I DAG	🪥	🛏	🌡

🕐	1-10	🍽	☕	1-10	🙂	😕	🙁
MORGEN KL.							
FORMIDDAG KL.							
FROKOST KL.							
EFTERMIDDAG KL.							
AFTEN KL.							
SEN AFTEN KL.							

TRIGGERS	SITUATION	TANKE	FØLELSE

3 GODE TING 🏅	1. 2. 3.
🏃	

PLANLÆG DIN DAG I MORGEN

DATO I MORGEN	

SPISNING
I morgen er det min plan at jeg spiser følgende:

Morgenmad	
Frokost	
Aftensmad	
Mellemmåltider	

TRIGGERS
I morgen forudser jeg følgende 3 triggers:

TRIGGERS 1 Min strategi er:	
TRIGGERS 2 Min strategi er:	
TRIGGERS 3 Min strategi er:	

183

SPISE- & ADFÆRDSDAGBOG

DATO I DAG	🪥	🛏️	🌡️

🕐	1-10	🍽️	☕	1-10	🙂	😕	😣
MORGEN KL.							
FORMIDDAG KL.							
FROKOST KL.							
EFTERMIDDAG KL.							
AFTEN KL.							
SEN AFTEN KL.							

TRIGGERS	SITUATION	TANKE	FØLELSE

3 GODE TING 🏅	1. 2. 3.
🏃	

PLANLÆG DIN DAG I MORGEN

DATO I MORGEN	

SPISNING
I morgen er det min plan at jeg spiser følgende:

Morgenmad	
Frokost	
Aftensmad	
Mellemmåltider	

TRIGGERS
I morgen forudser jeg følgende 3 triggers:

TRIGGERS 1 Min strategi er:	
TRIGGERS 2 Min strategi er:	
TRIGGERS 3 Min strategi er:	

185

SPISE- & ADFÆRDSDAGBOG

DATO I DAG	🪥	🛏️	🌡️

🕐	1-10	🍽️	☕	1-10	🙂	🙁	😣
MORGEN KL.							
FORMIDDAG KL.							
FROKOST KL.							
EFTERMIDDAG KL.							
AFTEN KL.							
SEN AFTEN KL.							

TRIGGERS	SITUATION	TANKE	FØLELSE

3 GODE TING 🏅	1. 2. 3.
🏃	

PLANLÆG DIN DAG I MORGEN

DATO I MORGEN	

SPISNING
I morgen er det min plan at jeg spiser følgende:

Morgenmad	
Frokost	
Aftensmad	
Mellemmåltider	

TRIGGERS
I morgen forudser jeg følgende 3 triggers:

TRIGGERS 1 Min strategi er:	
TRIGGERS 2 Min strategi er:	
TRIGGERS 3 Min strategi er:	

SPISE- & ADFÆRDSDAGBOG

DATO I DAG	🪥	🛏️	🌡️

🕐	1-10	🍽️	☕	1-10	🙂	😕	😣
MORGEN KL.							
FORMIDDAG KL.							
FROKOST KL.							
EFTERMIDDAG KL.							
AFTEN KL.							
SEN AFTEN KL.							

TRIGGERS	SITUATION	TANKE	FØLELSE

3 GODE TING 🎖️	1. 2. 3.
🏃	

PLANLÆG DIN DAG I MORGEN

DATO I MORGEN	

SPISNING
I morgen er det min plan at jeg spiser følgende:

Morgenmad	
Frokost	
Aftensmad	
Mellemmåltider	

TRIGGERS
I morgen forudser jeg følgende 3 triggers:

TRIGGERS 1 Min strategi er:	
TRIGGERS 2 Min strategi er:	
TRIGGERS 3 Min strategi er:	

SPISE- & ADFÆRDSDAGBOG

DATO I DAG	🪥	🛏️	🌡️

🕐	1-10	🍽️	☕	1-10	🙂	🙁	😣
MORGEN KL.							
FORMIDDAG KL.							
FROKOST KL.							
EFTERMIDDAG KL.							
AFTEN KL.							
SEN AFTEN KL.							

TRIGGERS	SITUATION	TANKE	FØLELSE

3 GODE TING 🎖️	1. 2. 3.
🏃	

STATUS FOR UGEN

UGE	ANTAL 🙁 DENNE UGE	ANTAL 🙁 SIDSTE UGE	FLERE/FÆRRE DENNE UGE

Hvad har været din mest specifikke trigger i ugen der er gået?	
Beskriv dominoeffekten:	Situation: Tanker: Følelser: Adfærd:
Hvad er fordelene ved at fortsætte med den adfærd?	
Hvad er ulemperne ved at fortsætte med den adfærd?	
Hvad er fordelene ved at stoppe med den adfærd?	
Hvad er ulempen ved at stoppe med den adfærd?	
Hvad kan du gøre i stedet for?	
Hvilke strategier er du blevet bedre til at anvende?	
Hvilke vaner eller triggers vil du have fokus på at håndtere i den kommende uge?	

PLANLÆG DIN DAG I MORGEN

DATO I MORGEN	

SPISNING
I morgen er det min plan at jeg spiser følgende:

Morgenmad	
Frokost	
Aftensmad	
Mellemmåltider	

TRIGGERS
I morgen forudser jeg følgende 3 triggers:

TRIGGERS 1 Min strategi er:	
TRIGGERS 2 Min strategi er:	
TRIGGERS 3 Min strategi er:	

SPISE- & ADFÆRDSDAGBOG

DATO I DAG	🪥	🛏️	🌡️

🕐	1-10	🍽️	☕	1-10	🙂	😕	☹️
MORGEN KL.							
FORMIDDAG KL.							
FROKOST KL.							
EFTERMIDDAG KL.							
AFTEN KL.							
SEN AFTEN KL.							

TRIGGERS	SITUATION	TANKE	FØLELSE

3 GODE TING 🏅	1. 2. 3.
🏃	

PLANLÆG DIN DAG I MORGEN

DATO I MORGEN	

SPISNING
I morgen er det min plan at jeg spiser følgende:

Morgenmad	
Frokost	
Aftensmad	
Mellemmåltider	

TRIGGERS
I morgen forudser jeg følgende 3 triggers:

TRIGGERS 1 Min strategi er:	
TRIGGERS 2 Min strategi er:	
TRIGGERS 3 Min strategi er:	

194

SPISE- & ADFÆRDSDAGBOG

DATO I DAG	🪥	🛏	🌡

🕐	1-10	🍽	☕	1-10	🙂	🙁	☹
MORGEN KL.							
FORMIDDAG KL.							
FROKOST KL.							
EFTERMIDDAG KL.							
AFTEN KL.							
SEN AFTEN KL.							

TRIGGERS	SITUATION	TANKE	FØLELSE

3 GODE TING 🏅	1. 2. 3.
🏃	

PLANLÆG DIN DAG I MORGEN

DATO I MORGEN	

SPISNING
I morgen er det min plan at jeg spiser følgende:

Morgenmad	
Frokost	
Aftensmad	
Mellemmåltider	

TRIGGERS
I morgen forudser jeg følgende 3 triggers:

TRIGGERS 1 Min strategi er:	
TRIGGERS 2 Min strategi er:	
TRIGGERS 3 Min strategi er:	

SPISE- & ADFÆRDSDAGBOG

DATO I DAG	🪥	🛏️	🌡️

🕐	1-10	🍽️	☕	1-10	🙂	😕	☹️
MORGEN KL.							
FORMIDDAG KL.							
FROKOST KL.							
EFTERMIDDAG KL.							
AFTEN KL.							
SEN AFTEN KL.							

TRIGGERS	SITUATION	TANKE	FØLELSE

3 GODE TING 🏅	1. 2. 3.
🏃	

PLANLÆG DIN DAG I MORGEN

DATO I MORGEN	

SPISNING
I morgen er det min plan at jeg spiser følgende:

Morgenmad	
Frokost	
Aftensmad	
Mellemmåltider	

TRIGGERS
I morgen forudser jeg følgende 3 triggers:

TRIGGERS 1 Min strategi er:	
TRIGGERS 2 Min strategi er:	
TRIGGERS 3 Min strategi er:	

SPISE- & ADFÆRDSDAGBOG

DATO I DAG	🪥	🛏	🌡

🕐	1-10	🍽	☕	1-10	🙂	😕	😟
MORGEN KL.							
FORMIDDAG KL.							
FROKOST KL.							
EFTERMIDDAG KL.							
AFTEN KL.							
SEN AFTEN KL.							

TRIGGERS	SITUATION	TANKE	FØLELSE

3 GODE TING 🏅	1. 2. 3.
🏃	

PLANLÆG DIN DAG I MORGEN

DATO I MORGEN	

SPISNING
I morgen er det min plan at jeg spiser følgende:

Morgenmad	
Frokost	
Aftensmad	
Mellemmåltider	

TRIGGERS
I morgen forudser jeg følgende 3 triggers:

TRIGGERS 1 Min strategi er:	
TRIGGERS 2 Min strategi er:	
TRIGGERS 3 Min strategi er:	

SPISE- & ADFÆRDSDAGBOG

DATO I DAG	🪥	🛏	🌡

🕐	1-10	🍽	☕	1-10	🙂	🙁	😧
MORGEN KL.							
FORMIDDAG KL.							
FROKOST KL.							
EFTERMIDDAG KL.							
AFTEN KL.							
SEN AFTEN KL.							

TRIGGERS	SITUATION	TANKE	FØLELSE

3 GODE TING 🏅	1. 2. 3.
🏃	

PLANLÆG DIN DAG I MORGEN

DATO I MORGEN	

SPISNING
I morgen er det min plan at jeg spiser følgende:

Morgenmad	
Frokost	
Aftensmad	
Mellemmåltider	

TRIGGERS
I morgen forudser jeg følgende 3 triggers:

TRIGGERS 1 Min strategi er:	
TRIGGERS 2 Min strategi er:	
TRIGGERS 3 Min strategi er:	

SPISE- & ADFÆRDSDAGBOG

DATO I DAG	🪥	🛏️	🌡️

🕐	1-10	🍽️	☕	1-10	🙂	🙁	😣
MORGEN KL.							
FORMIDDAG KL.							
FROKOST KL.							
EFTERMIDDAG KL.							
AFTEN KL.							
SEN AFTEN KL.							

TRIGGERS	SITUATION	TANKE	FØLELSE

3 GODE TING 🏅	1. 2. 3.
🏃	

PLANLÆG DIN DAG I MORGEN

DATO I MORGEN	

SPISNING
I morgen er det min plan at jeg spiser følgende:

Morgenmad	
Frokost	
Aftensmad	
Mellemmåltider	

TRIGGERS
I morgen forudser jeg følgende 3 triggers:

TRIGGERS 1 Min strategi er:	
TRIGGERS 2 Min strategi er:	
TRIGGERS 3 Min strategi er:	

SPISE- & ADFÆRDSDAGBOG

DATO I DAG	🪥	🛏	🌡

🕐	1-10	🍽	☕	1-10	🙂	😕	😣
MORGEN KL.							
FORMIDDAG KL.							
FROKOST KL.							
EFTERMIDDAG KL.							
AFTEN KL.							
SEN AFTEN KL.							

TRIGGERS	SITUATION	TANKE	FØLELSE

3 GODE TING 🏅	1. 2. 3.
🏃	

STATUS FOR UGEN

UGE	ANTAL ☹ DENNE UGE	ANTAL ☹ SIDSTE UGE	FLERE/FÆRRE DENNE UGE

Hvad har været din mest specifikke trigger i ugen der er gået?	
Beskriv dominoeffekten:	Situation: Tanker: Følelser: Adfærd:
Hvad er fordelene ved at fortsætte med den adfærd?	
Hvad er ulemperne ved at fortsætte med den adfærd?	
Hvad er fordelene ved at stoppe med den adfærd?	
Hvad er ulempen ved at stoppe med den adfærd?	
Hvad kan du gøre i stedet for?	
Hvilke strategier er du blevet bedre til at anvende?	
Hvilke vaner eller triggers vil du have fokus på at håndtere i den kommende uge?	

PLANLÆG DIN DAG I MORGEN

DATO I MORGEN	

SPISNING
I morgen er det min plan at jeg spiser følgende:

Morgenmad	
Frokost	
Aftensmad	
Mellemmåltider	

TRIGGERS
I morgen forudser jeg følgende 3 triggers:

TRIGGERS 1 Min strategi er:	
TRIGGERS 2 Min strategi er:	
TRIGGERS 3 Min strategi er:	

207

SPISE- & ADFÆRDSDAGBOG

DATO I DAG	🪥	🛏	🌡

🕐	1-10	🍽	☕	1-10	🙂	🙁	😣
MORGEN KL.							
FORMIDDAG KL.							
FROKOST KL.							
EFTERMIDDAG KL.							
AFTEN KL.							
SEN AFTEN KL.							

TRIGGERS	SITUATION	TANKE	FØLELSE

3 GODE TING 🏅	1. 2. 3.
🏃	

PLANLÆG DIN DAG I MORGEN

DATO I MORGEN	

SPISNING
I morgen er det min plan at jeg spiser følgende:

Morgenmad	
Frokost	
Aftensmad	
Mellemmåltider	

TRIGGERS
I morgen forudser jeg følgende 3 triggers:

TRIGGERS 1 Min strategi er:	
TRIGGERS 2 Min strategi er:	
TRIGGERS 3 Min strategi er:	

SPISE- & ADFÆRDSDAGBOG

DATO I DAG	🪥	🛏️	🌡️

🕐	1-10	🍽️	☕	1-10	🙂	😕	😣
MORGEN KL.							
FORMIDDAG KL.							
FROKOST KL.							
EFTERMIDDAG KL.							
AFTEN KL.							
SEN AFTEN KL.							

TRIGGERS	SITUATION	TANKE	FØLELSE

3 GODE TING 🏅	1. 2. 3.
🏃	

PLANLÆG DIN DAG I MORGEN

DATO I MORGEN	

SPISNING
I morgen er det min plan at jeg spiser følgende:

Morgenmad	
Frokost	
Aftensmad	
Mellemmåltider	

TRIGGERS
I morgen forudser jeg følgende 3 triggers:

TRIGGERS 1 Min strategi er:	
TRIGGERS 2 Min strategi er:	
TRIGGERS 3 Min strategi er:	

SPISE- & ADFÆRDSDAGBOG

DATO I DAG	〰️	🛏️	🌡️

🕐	1-10	🍴🍽️	☕	1-10	🙂	😕	😣
MORGEN KL.							
FORMIDDAG KL.							
FROKOST KL.							
EFTERMIDDAG KL.							
AFTEN KL.							
SEN AFTEN KL.							

TRIGGERS	SITUATION	TANKE	FØLELSE

3 GODE TING 🏅	1. 2. 3.
🏃	

PLANLÆG DIN DAG I MORGEN

DATO I MORGEN	

SPISNING
I morgen er det min plan at jeg spiser følgende:

Morgenmad	
Frokost	
Aftensmad	
Mellemmåltider	

TRIGGERS
I morgen forudser jeg følgende 3 triggers:

TRIGGERS 1 Min strategi er:	
TRIGGERS 2 Min strategi er:	
TRIGGERS 3 Min strategi er:	

SPISE- & ADFÆRDSDAGBOG

DATO I DAG	🪥	🛏️	🌡️

🕐	1-10	🍽️	☕	1-10	🙂	🙁	😫
MORGEN KL.							
FORMIDDAG KL.							
FROKOST KL.							
EFTERMIDDAG KL.							
AFTEN KL.							
SEN AFTEN KL.							

TRIGGERS	SITUATION	TANKE	FØLELSE

3 GODE TING 🏅	1. 2. 3.
🏃	

PLANLÆG DIN DAG I MORGEN

DATO I MORGEN	

SPISNING
I morgen er det min plan at jeg spiser følgende:

Morgenmad	
Frokost	
Aftensmad	
Mellemmåltider	

TRIGGERS
I morgen forudser jeg følgende 3 triggers:

TRIGGERS 1 Min strategi er:	
TRIGGERS 2 Min strategi er:	
TRIGGERS 3 Min strategi er:	

215

SPISE- & ADFÆRDSDAGBOG

DATO I DAG	🪥	🛏️	🌡️

🕐	1-10	🍽️	☕	1-10	😊	😕	😞
MORGEN KL.							
FORMIDDAG KL.							
FROKOST KL.							
EFTERMIDDAG KL.							
AFTEN KL.							
SEN AFTEN KL.							

TRIGGERS		SITUATION	TANKE	FØLELSE

3 GODE TING 🏅	1. 2. 3.
🏃	

PLANLÆG DIN DAG I MORGEN

DATO I MORGEN	

SPISNING
I morgen er det min plan at jeg spiser følgende:

Morgenmad	
Frokost	
Aftensmad	
Mellemmåltider	

TRIGGERS
I morgen forudser jeg følgende 3 triggers:

TRIGGERS 1 Min strategi er:	
TRIGGERS 2 Min strategi er:	
TRIGGERS 3 Min strategi er:	

SPISE- & ADFÆRDSDAGBOG

DATO I DAG	🪥	🛏	🌡

🕐	1-10	🍴🍽	☕	1-10	🙂	🙁	😖
MORGEN KL.							
FORMIDDAG KL.							
FROKOST KL.							
EFTERMIDDAG KL.							
AFTEN KL.							
SEN AFTEN KL.							

TRIGGERS	SITUATION	TANKE	FØLELSE

3 GODE TING 🏅	1. 2. 3.
🏃	

PLANLÆG DIN DAG I MORGEN

DATO I MORGEN	

SPISNING
I morgen er det min plan at jeg spiser følgende:

Morgenmad	
Frokost	
Aftensmad	
Mellemmåltider	

TRIGGERS
I morgen forudser jeg følgende 3 triggers:

TRIGGERS 1 Min strategi er:	
TRIGGERS 2 Min strategi er:	
TRIGGERS 3 Min strategi er:	

SPISE- & ADFÆRDSDAGBOG

DATO I DAG	🪥	🛏	🌡

🕐	1-10	🍽	☕	1-10	🙂	🙁	😫
MORGEN KL.							
FORMIDDAG KL.							
FROKOST KL.							
EFTERMIDDAG KL.							
AFTEN KL.							
SEN AFTEN KL.							

TRIGGERS	SITUATION	TANKE	FØLELSE

3 GODE TING 🏅	1. 2. 3.
🏃	

STATUS FOR UGEN

UGE	ANTAL ☹ DENNE UGE	ANTAL ☹ SIDSTE UGE	FLERE/FÆRRE DENNE UGE

Hvad har været din mest specifikke trigger i ugen der er gået?	
Beskriv dominoeffekten:	Situation: Tanker: Følelser: Adfærd:
Hvad er fordelene ved at fortsætte med den adfærd?	
Hvad er ulemperne ved at fortsætte med den adfærd?	
Hvad er fordelene ved at stoppe med den adfærd?	
Hvad er ulempen ved at stoppe med den adfærd?	
Hvad kan du gøre i stedet for?	
Hvilke strategier er du blevet bedre til at anvende?	
Hvilke vaner eller triggers vil du have fokus på at håndtere i den kommende uge?	

PLANLÆG DIN DAG I MORGEN

DATO I MORGEN	

SPISNING
I morgen er det min plan at jeg spiser følgende:

Morgenmad	
Frokost	
Aftensmad	
Mellemmåltider	

TRIGGERS
I morgen forudser jeg følgende 3 triggers:

TRIGGERS 1 Min strategi er:	
TRIGGERS 2 Min strategi er:	
TRIGGERS 3 Min strategi er:	

SPISE- & ADFÆRDSDAGBOG

DATO I DAG	🪥	🛏	🌡

🕐	1-10	🍽	☕	1-10	🙂	😕	☹
MORGEN KL.							
FORMIDDAG KL.							
FROKOST KL.							
EFTERMIDDAG KL.							
AFTEN KL.							
SEN AFTEN KL.							

TRIGGERS	SITUATION	TANKE	FØLELSE

3 GODE TING 🏅	1. 2. 3.
🏃	

PLANLÆG DIN DAG I MORGEN

DATO I MORGEN	

SPISNING
I morgen er det min plan at jeg spiser følgende:

Morgenmad	
Frokost	
Aftensmad	
Mellemmåltider	

TRIGGERS
I morgen forudser jeg følgende 3 triggers:

TRIGGERS 1 Min strategi er:	
TRIGGERS 2 Min strategi er:	
TRIGGERS 3 Min strategi er:	

SPISE- & ADFÆRDSDAGBOG

DATO I DAG	🪥	🛏️	🌡️

🕐	1-10	🍽️	☕	1-10	🙂	😕	😣
MORGEN KL.							
FORMIDDAG KL.							
FROKOST KL.							
EFTERMIDDAG KL.							
AFTEN KL.							
SEN AFTEN KL.							

TRIGGERS	SITUATION	TANKE	FØLELSE

3 GODE TING 🏅	1. 2. 3.
🏃	

PLANLÆG DIN DAG I MORGEN

DATO I MORGEN	

SPISNING
I morgen er det min plan at jeg spiser følgende:

Morgenmad	
Frokost	
Aftensmad	
Mellemmåltider	

TRIGGERS
I morgen forudser jeg følgende 3 triggers:

TRIGGERS 1 Min strategi er:	
TRIGGERS 2 Min strategi er:	
TRIGGERS 3 Min strategi er:	

SPISE- & ADFÆRDSDAGBOG

DATO I DAG	🪥	🛏	🌡

🕐	1-10	🍽	☕	1-10	🙂	🙁	😣
MORGEN KL.							
FORMIDDAG KL.							
FROKOST KL.							
EFTERMIDDAG KL.							
AFTEN KL.							
SEN AFTEN KL.							

TRIGGERS	SITUATION	TANKE	FØLELSE

3 GODE TING 🏅	1. 2. 3.
🏃	

PLANLÆG DIN DAG I MORGEN

DATO I MORGEN	

SPISNING
I morgen er det min plan at jeg spiser følgende:

Morgenmad	
Frokost	
Aftensmad	
Mellemmåltider	

TRIGGERS
I morgen forudser jeg følgende 3 triggers:

TRIGGERS 1 Min strategi er:	
TRIGGERS 2 Min strategi er:	
TRIGGERS 3 Min strategi er:	

SPISE- & ADFÆRDSDAGBOG

DATO I DAG	🪥	🛏️	🌡️

🕐	1-10	🍽️	☕	1-10	🙂	😕	🙁
MORGEN KL.							
FORMIDDAG KL.							
FROKOST KL.							
EFTERMIDDAG KL.							
AFTEN KL.							
SEN AFTEN KL.							

TRIGGERS	SITUATION	TANKE	FØLELSE

3 GODE TING 🏅	1. 2. 3.
🏃	

PLANLÆG DIN DAG I MORGEN

DATO I MORGEN	

SPISNING
I morgen er det min plan at jeg spiser følgende:

Morgenmad	
Frokost	
Aftensmad	
Mellemmåltider	

TRIGGERS
I morgen forudser jeg følgende 3 triggers:

TRIGGERS 1 Min strategi er:	
TRIGGERS 2 Min strategi er:	
TRIGGERS 3 Min strategi er:	

SPISE- & ADFÆRDSDAGBOG

DATO I DAG	🪥	🛏	🌡

🕐	1-10	🍽	☕	1-10	😊	😕	😣
MORGEN KL.							
FORMIDDAG KL.							
FROKOST KL.							
EFTERMIDDAG KL.							
AFTEN KL.							
SEN AFTEN KL.							

TRIGGERS	SITUATION	TANKE	FØLELSE

3 GODE TING 🏅	1. 2. 3.
🏃	

PLANLÆG DIN DAG I MORGEN

DATO I MORGEN	

SPISNING
I morgen er det min plan at jeg spiser følgende:

Morgenmad	
Frokost	
Aftensmad	
Mellemmåltider	

TRIGGERS
I morgen forudser jeg følgende 3 triggers:

TRIGGERS 1 Min strategi er:	
TRIGGERS 2 Min strategi er:	
TRIGGERS 3 Min strategi er:	

SPISE- & ADFÆRDSDAGBOG

DATO I DAG	🪥	🛏	🌡

🕐	1-10	🍴🍽	☕	1-10	🙂	😕	☹
MORGEN KL.							
FORMIDDAG KL.							
FROKOST KL.							
EFTERMIDDAG KL.							
AFTEN KL.							
SEN AFTEN KL.							

TRIGGERS	SITUATION	TANKE	FØLELSE

3 GODE TING 🏅	1. 2. 3.
🏃	

PLANLÆG DIN DAG I MORGEN

DATO I MORGEN	

SPISNING
I morgen er det min plan at jeg spiser følgende:

Morgenmad	
Frokost	
Aftensmad	
Mellemmåltider	

TRIGGERS
I morgen forudser jeg følgende 3 triggers:

TRIGGERS 1 Min strategi er:	
TRIGGERS 2 Min strategi er:	
TRIGGERS 3 Min strategi er:	

SPISE- & ADFÆRDSDAGBOG

DATO I DAG	🪥	🛏	🌡

🕐	1-10	🍴🍽	☕	1-10	🙂	😕	🙁
MORGEN KL.							
FORMIDDAG KL.							
FROKOST KL.							
EFTERMIDDAG KL.							
AFTEN KL.							
SEN AFTEN KL.							

TRIGGERS	SITUATION	TANKE	FØLELSE

3 GODE TING 🏅	1. 2. 3.
🏃	

STATUS FOR UGEN

UGE	ANTAL ☹ DENNE UGE	ANTAL ☹ SIDSTE UGE	FLERE/FÆRRE DENNE UGE

Hvad har været din mest specifikke trigger i ugen der er gået?	
Beskriv dominoeffekten:	Situation: Tanker: Følelser: Adfærd:
Hvad er fordelene ved at fortsætte med den adfærd?	
Hvad er ulemperne ved at fortsætte med den adfærd?	
Hvad er fordelene ved at stoppe med den adfærd?	
Hvad er ulempen ved at stoppe med den adfærd?	
Hvad kan du gøre i stedet for?	
Hvilke strategier er du blevet bedre til at anvende?	
Hvilke vaner eller triggers vil du have fokus på at håndtere i den kommende uge?	

PLANLÆG DIN DAG I MORGEN

DATO I MORGEN	

SPISNING
I morgen er det min plan at jeg spiser følgende:

Morgenmad	
Frokost	
Aftensmad	
Mellemmåltider	

TRIGGERS
I morgen forudser jeg følgende 3 triggers:

TRIGGERS 1 Min strategi er:	
TRIGGERS 2 Min strategi er:	
TRIGGERS 3 Min strategi er:	

237

SPISE- & ADFÆRDSDAGBOG

DATO I DAG	🪥	🛏	🌡

🕐	1-10	🍽	☕	1-10	🙂	😕	☹
MORGEN KL.							
FORMIDDAG KL.							
FROKOST KL.							
EFTERMIDDAG KL.							
AFTEN KL.							
SEN AFTEN KL.							

TRIGGERS	SITUATION	TANKE	FØLELSE

3 GODE TING 🏅	1. 2. 3.
🏃	

PLANLÆG DIN DAG I MORGEN

DATO I MORGEN	

SPISNING
I morgen er det min plan at jeg spiser følgende:

Morgenmad	
Frokost	
Aftensmad	
Mellemmåltider	

TRIGGERS
I morgen forudser jeg følgende 3 triggers:

TRIGGERS 1 Min strategi er:	
TRIGGERS 2 Min strategi er:	
TRIGGERS 3 Min strategi er:	

239

SPISE- & ADFÆRDSDAGBOG

DATO I DAG	🪥	🛏	🌡

🕐	1-10	🍽	☕	1-10	🙂	🙁	☹
MORGEN KL.							
FORMIDDAG KL.							
FROKOST KL.							
EFTERMIDDAG KL.							
AFTEN KL.							
SEN AFTEN KL.							

TRIGGERS	SITUATION	TANKE	FØLELSE

3 GODE TING 🏅	1. 2. 3.
🏃	

PLANLÆG DIN DAG I MORGEN

DATO I MORGEN	

SPISNING
I morgen er det min plan at jeg spiser følgende:

Morgenmad	
Frokost	
Aftensmad	
Mellemmåltider	

TRIGGERS
I morgen forudser jeg følgende 3 triggers:

TRIGGERS 1 Min strategi er:	
TRIGGERS 2 Min strategi er:	
TRIGGERS 3 Min strategi er:	

241

SPISE- & ADFÆRDSDAGBOG

DATO I DAG	🪥	🛏	🌡

🕐	1-10	🍽	☕	1-10	🙂	😕	☹
MORGEN KL.							
FORMIDDAG KL.							
FROKOST KL.							
EFTERMIDDAG KL.							
AFTEN KL.							
SEN AFTEN KL.							

TRIGGERS	SITUATION	TANKE	FØLELSE

3 GODE TING 🏅	1. 2. 3.
🏃	

PLANLÆG DIN DAG I MORGEN

DATO I MORGEN	

SPISNING
I morgen er det min plan at jeg spiser følgende:

Morgenmad	
Frokost	
Aftensmad	
Mellemmåltider	

TRIGGERS
I morgen forudser jeg følgende 3 triggers:

TRIGGERS 1 Min strategi er:	
TRIGGERS 2 Min strategi er:	
TRIGGERS 3 Min strategi er:	

243

SPISE- & ADFÆRDSDAGBOG

DATO I DAG	〰️	🛏️	🌡️

🕐	1-10	🍽️	☕	1-10	🙂	😕	😣
MORGEN KL.							
FORMIDDAG KL.							
FROKOST KL.							
EFTERMIDDAG KL.							
AFTEN KL.							
SEN AFTEN KL.							

TRIGGERS	SITUATION	TANKE	FØLELSE

3 GODE TING 🏅	1. 2. 3.
🏃	

PLANLÆG DIN DAG I MORGEN

DATO I MORGEN	

SPISNING
I morgen er det min plan at jeg spiser følgende:

Morgenmad	
Frokost	
Aftensmad	
Mellemmåltider	

TRIGGERS
I morgen forudser jeg følgende 3 triggers:

TRIGGERS 1 Min strategi er:	
TRIGGERS 2 Min strategi er:	
TRIGGERS 3 Min strategi er:	

SPISE- & ADFÆRDSDAGBOG

DATO I DAG	🪥	🛏️	🌡️

🕐	1-10	🍽️	☕	1-10	😊	😕	☹️
MORGEN KL.							
FORMIDDAG KL.							
FROKOST KL.							
EFTERMIDDAG KL.							
AFTEN KL.							
SEN AFTEN KL.							

TRIGGERS	SITUATION	TANKE	FØLELSE

3 GODE TING 🏅	1. 2. 3.
🏃	

PLANLÆG DIN DAG I MORGEN

DATO I MORGEN	

SPISNING
I morgen er det min plan at jeg spiser følgende:

Morgenmad	
Frokost	
Aftensmad	
Mellemmåltider	

TRIGGERS
I morgen forudser jeg følgende 3 triggers:

TRIGGERS 1 Min strategi er:	
TRIGGERS 2 Min strategi er:	
TRIGGERS 3 Min strategi er:	

SPISE- & ADFÆRDSDAGBOG

DATO I DAG	🪥	🛏️	🌡️

🕐	1-10	🍽️	☕	1-10	🙂	🙁	😖
MORGEN KL.							
FORMIDDAG KL.							
FROKOST KL.							
EFTERMIDDAG KL.							
AFTEN KL.							
SEN AFTEN KL.							

TRIGGERS	SITUATION	TANKE	FØLELSE

3 GODE TING 🏅	1. 2. 3.
🏃	

PLANLÆG DIN DAG I MORGEN

DATO I MORGEN	

SPISNING
I morgen er det min plan at jeg spiser følgende:

Morgenmad	
Frokost	
Aftensmad	
Mellemmåltider	

TRIGGERS
I morgen forudser jeg følgende 3 triggers:

TRIGGERS 1 Min strategi er:	
TRIGGERS 2 Min strategi er:	
TRIGGERS 3 Min strategi er:	

SPISE- & ADFÆRDSDAGBOG

DATO I DAG	🪥	🛏	🌡

🕐	1-10	🍽	☕	1-10	🙂	🙁	😣
MORGEN KL.							
FORMIDDAG KL.							
FROKOST KL.							
EFTERMIDDAG KL.							
AFTEN KL.							
SEN AFTEN KL.							

TRIGGERS	SITUATION	TANKE	FØLELSE

3 GODE TING 🎖	1. 2. 3.
🏃	

STATUS FOR UGEN

UGE	ANTAL 🙁 DENNE UGE	ANTAL 🙁 SIDSTE UGE	FLERE/FÆRRE DENNE UGE

Hvad har været din mest specifikke trigger i ugen der er gået?	
Beskriv dominoeffekten:	Situation: Tanker: Følelser: Adfærd:
Hvad er fordelene ved at fortsætte med den adfærd?	
Hvad er ulemperne ved at fortsætte med den adfærd?	
Hvad er fordelene ved at stoppe med den adfærd?	
Hvad er ulempen ved at stoppe med den adfærd?	
Hvad kan du gøre i stedet for?	
Hvilke strategier er du blevet bedre til at anvende?	
Hvilke vaner eller triggers vil du have fokus på at håndtere i den kommende uge?	

PLANLÆG DIN DAG I MORGEN

DATO I MORGEN	

SPISNING
I morgen er det min plan at jeg spiser følgende:

Morgenmad	
Frokost	
Aftensmad	
Mellemmåltider	

TRIGGERS
I morgen forudser jeg følgende 3 triggers:

TRIGGERS 1 Min strategi er:	
TRIGGERS 2 Min strategi er:	
TRIGGERS 3 Min strategi er:	

SPISE- & ADFÆRDSDAGBOG

DATO I DAG	🪥	🛏️	🌡️

🕐	1-10	🍽️	☕	1-10	🙂	😕	🙁
MORGEN KL.							
FORMIDDAG KL.							
FROKOST KL.							
EFTERMIDDAG KL.							
AFTEN KL.							
SEN AFTEN KL.							

TRIGGERS	SITUATION	TANKE	FØLELSE

3 GODE TING 🏅	1. 2. 3.
🏃	

PLANLÆG DIN DAG I MORGEN

DATO I MORGEN	

SPISNING
I morgen er det min plan at jeg spiser følgende:

Morgenmad	
Frokost	
Aftensmad	
Mellemmåltider	

TRIGGERS
I morgen forudser jeg følgende 3 triggers:

TRIGGERS 1 Min strategi er:	
TRIGGERS 2 Min strategi er:	
TRIGGERS 3 Min strategi er:	

254

SPISE- & ADFÆRDSDAGBOG

DATO I DAG	🪥	🛏	🌡

🕐	1-10	🍽	☕	1-10	🙂	😕	☹
MORGEN KL.							
FORMIDDAG KL.							
FROKOST KL.							
EFTERMIDDAG KL.							
AFTEN KL.							
SEN AFTEN KL.							

TRIGGERS	SITUATION	TANKE	FØLELSE

3 GODE TING 🏅	1. 2. 3.
🏃	

PLANLÆG DIN DAG I MORGEN

DATO I MORGEN	

SPISNING
I morgen er det min plan at jeg spiser følgende:

Morgenmad	
Frokost	
Aftensmad	
Mellemmåltider	

TRIGGERS
I morgen forudser jeg følgende 3 triggers:

TRIGGERS 1 Min strategi er:	
TRIGGERS 2 Min strategi er:	
TRIGGERS 3 Min strategi er:	

SPISE- & ADFÆRDSDAGBOG

DATO I DAG	🪥	🛏	🌡

🕐	1-10	🍽	☕	1-10	🙂	😕	🙁
MORGEN KL.							
FORMIDDAG KL.							
FROKOST KL.							
EFTERMIDDAG KL.							
AFTEN KL.							
SEN AFTEN KL.							

TRIGGERS	SITUATION	TANKE	FØLELSE

3 GODE TING 🏅	1. 2. 3.
🏃	

PLANLÆG DIN DAG I MORGEN

DATO I MORGEN	

SPISNING
I morgen er det min plan at jeg spiser følgende:

Morgenmad	
Frokost	
Aftensmad	
Mellemmåltider	

TRIGGERS
I morgen forudser jeg følgende 3 triggers:

TRIGGERS 1 Min strategi er:	
TRIGGERS 2 Min strategi er:	
TRIGGERS 3 Min strategi er:	

SPISE- & ADFÆRDSDAGBOG

DATO I DAG	🪥	🛏	🌡

🕐	1-10	🍴🍽	☕	1-10	🙂	🙁	😣
MORGEN KL.							
FORMIDDAG KL.							
FROKOST KL.							
EFTERMIDDAG KL.							
AFTEN KL.							
SEN AFTEN KL.							

TRIGGERS	SITUATION	TANKE	FØLELSE

3 GODE TING 🏅	1. 2. 3.
🏃	

PLANLÆG DIN DAG I MORGEN

DATO I MORGEN	

SPISNING
I morgen er det min plan at jeg spiser følgende:

Morgenmad	
Frokost	
Aftensmad	
Mellemmåltider	

TRIGGERS
I morgen forudser jeg følgende 3 triggers:

TRIGGERS 1 Min strategi er:	
TRIGGERS 2 Min strategi er:	
TRIGGERS 3 Min strategi er:	

SPISE- & ADFÆRDSDAGBOG

DATO I DAG	🪥	🛏️	🌡️

🕐	1-10	🍽️	☕	1-10	🙂	🙁	☹️
MORGEN KL.							
FORMIDDAG KL.							
FROKOST KL.							
EFTERMIDDAG KL.							
AFTEN KL.							
SEN AFTEN KL.							

TRIGGERS	SITUATION	TANKE	FØLELSE

3 GODE TING 🏅	1. 2. 3.
🏃	

PLANLÆG DIN DAG I MORGEN

DATO I MORGEN	

SPISNING
I morgen er det min plan at jeg spiser følgende:

Morgenmad	
Frokost	
Aftensmad	
Mellemmåltider	

TRIGGERS
I morgen forudser jeg følgende 3 triggers:

TRIGGERS 1 Min strategi er:	
TRIGGERS 2 Min strategi er:	
TRIGGERS 3 Min strategi er:	

SPISE- & ADFÆRDSDAGBOG

DATO I DAG	🪥	🛏️	🌡️

🕐	1-10	🍽️	☕	1-10	🙂	🙁	😣
MORGEN KL.							
FORMIDDAG KL.							
FROKOST KL.							
EFTERMIDDAG KL.							
AFTEN KL.							
SEN AFTEN KL.							

TRIGGERS	SITUATION	TANKE	FØLELSE

3 GODE TING 🏅	1. 2. 3.
🏃	

PLANLÆG DIN DAG I MORGEN

DATO I MORGEN	

SPISNING
I morgen er det min plan at jeg spiser følgende:

Morgenmad	
Frokost	
Aftensmad	
Mellemmåltider	

TRIGGERS
I morgen forudser jeg følgende 3 triggers:

TRIGGERS 1 Min strategi er:	
TRIGGERS 2 Min strategi er:	
TRIGGERS 3 Min strategi er:	

PLANLÆG DIN DAG I MORGEN

DATO I MORGEN	

SPISNING
I morgen er det min plan at jeg spiser følgende:

Morgenmad	
Frokost	
Aftensmad	
Mellemmåltider	

TRIGGERS
I morgen forudser jeg følgende 3 triggers:

TRIGGERS 1 Min strategi er:	
TRIGGERS 2 Min strategi er:	
TRIGGERS 3 Min strategi er:	

SPISE- & ADFÆRDSDAGBOG

DATO I DAG	🪥	🛏️	🌡️

🕐	1-10	🍽️	☕	1-10	🙂	🙁	☹️
MORGEN KL.							
FORMIDDAG KL.							
FROKOST KL.							
EFTERMIDDAG KL.							
AFTEN KL.							
SEN AFTEN KL.							

TRIGGERS	SITUATION	TANKE	FØLELSE

3 GODE TING 🏅	1. 2. 3.
🏃	

STATUS FOR UGEN

UGE	ANTAL ☹ DENNE UGE	ANTAL ☹ SIDSTE UGE	FLERE/FÆRRE DENNE UGE

Hvad har været din mest specifikke trigger i ugen der er gået?	
Beskriv dominoeffekten:	Situation: Tanker: Følelser: Adfærd:
Hvad er fordelene ved at fortsætte med den adfærd?	
Hvad er ulemperne ved at fortsætte med den adfærd?	
Hvad er fordelene ved at stoppe med den adfærd?	
Hvad er ulempen ved at stoppe med den adfærd?	
Hvad kan du gøre i stedet for?	
Hvilke strategier er du blevet bedre til at anvende?	
Hvilke vaner eller triggers vil du have fokus på at håndtere i den kommende uge?	

SPISE- & ADFÆRDSDAGBOG

DATO I DAG	🪥	🛏	🌡

🕐	1-10	🍽	☕	1-10	🙂	😕	☹
MORGEN KL.							
FORMIDDAG KL.							
FROKOST KL.							
EFTERMIDDAG KL.							
AFTEN KL.							
SEN AFTEN KL.							

TRIGGERS	SITUATION	TANKE	FØLELSE

3 GODE TING 🏅	1. 2. 3.
🏃	

PLANLÆG DIN DAG I MORGEN

DATO I MORGEN	

SPISNING
I morgen er det min plan at jeg spiser følgende:

Morgenmad	
Frokost	
Aftensmad	
Mellemmåltider	

TRIGGERS
I morgen forudser jeg følgende 3 triggers:

TRIGGERS 1 Min strategi er:	
TRIGGERS 2 Min strategi er:	
TRIGGERS 3 Min strategi er:	

SPISE- & ADFÆRDSDAGBOG

DATO I DAG	〰️	🛏️	🌡️

🕐	1-10	🍽️	☕	1-10	🙂	🙁	😣
MORGEN KL.							
FORMIDDAG KL.							
FROKOST KL.							
EFTERMIDDAG KL.							
AFTEN KL.							
SEN AFTEN KL.							

TRIGGERS	SITUATION	TANKE	FØLELSE

3 GODE TING 🏅	1. 2. 3.
🏃	

PLANLÆG DIN DAG I MORGEN

DATO I MORGEN	

SPISNING
I morgen er det min plan at jeg spiser følgende:

Morgenmad	
Frokost	
Aftensmad	
Mellemmåltider	

TRIGGERS
I morgen forudser jeg følgende 3 triggers:

TRIGGERS 1 Min strategi er:	
TRIGGERS 2 Min strategi er:	
TRIGGERS 3 Min strategi er:	

271

SPISE- & ADFÆRDSDAGBOG

DATO I DAG	🪥	🛏	🌡

🕐	1-10	🍽	☕	1-10	🙂	🙁	😣
MORGEN KL.							
FORMIDDAG KL.							
FROKOST KL.							
EFTERMIDDAG KL.							
AFTEN KL.							
SEN AFTEN KL.							

TRIGGERS	SITUATION	TANKE	FØLELSE

3 GODE TING 🏅	1. 2. 3.
🏃	

PLANLÆG DIN DAG I MORGEN

DATO I MORGEN	

SPISNING
I morgen er det min plan at jeg spiser følgende:

Morgenmad	
Frokost	
Aftensmad	
Mellemmåltider	

TRIGGERS
I morgen forudser jeg følgende 3 triggers:

TRIGGERS 1 Min strategi er:	
TRIGGERS 2 Min strategi er:	
TRIGGERS 3 Min strategi er:	

SPISE- & ADFÆRDSDAGBOG

DATO I DAG	🪥	🛏	🌡

🕐	1-10	🍽	☕	1-10	🙂	🙁	☹
MORGEN KL.							
FORMIDDAG KL.							
FROKOST KL.							
EFTERMIDDAG KL.							
AFTEN KL.							
SEN AFTEN KL.							

TRIGGERS	SITUATION	TANKE	FØLELSE

3 GODE TING 🎗	1. 2. 3.
🏃	

PLANLÆG DIN DAG I MORGEN

DATO I MORGEN	

SPISNING
I morgen er det min plan at jeg spiser følgende:

Morgenmad	
Frokost	
Aftensmad	
Mellemmåltider	

TRIGGERS
I morgen forudser jeg følgende 3 triggers:

TRIGGERS 1 Min strategi er:	
TRIGGERS 2 Min strategi er:	
TRIGGERS 3 Min strategi er:	

SPISE- & ADFÆRDSDAGBOG

DATO I DAG	🪥	🛏️	🌡️

🕐	1-10	🍽️	☕	1-10	🙂	🙁	😖
MORGEN KL.							
FORMIDDAG KL.							
FROKOST KL.							
EFTERMIDDAG KL.							
AFTEN KL.							
SEN AFTEN KL.							

TRIGGERS	SITUATION	TANKE	FØLELSE

3 GODE TING 🏅	1. 2. 3.
🏃	

PLANLÆG DIN DAG I MORGEN

DATO I MORGEN	

SPISNING
I morgen er det min plan at jeg spiser følgende:

Morgenmad	
Frokost	
Aftensmad	
Mellemmåltider	

TRIGGERS
I morgen forudser jeg følgende 3 triggers:

| TRIGGERS 1
Min strategi er:	
TRIGGERS 2
Min strategi er:	
TRIGGERS 3
Min strategi er:	

SPISE- & ADFÆRDSDAGBOG

DATO I DAG	🪥	🛏️	🌡️

🕐	1-10	🍽️	☕	1-10	🙂	😕	😞
MORGEN KL.							
FORMIDDAG KL.							
FROKOST KL.							
EFTERMIDDAG KL.							
AFTEN KL.							
SEN AFTEN KL.							

TRIGGERS	SITUATION	TANKE	FØLELSE

3 GODE TING 🏅	1. 2. 3.
🏃	

PLANLÆG DIN DAG I MORGEN

DATO I MORGEN	

SPISNING
I morgen er det min plan at jeg spiser følgende:

Morgenmad	
Frokost	
Aftensmad	
Mellemmåltider	

TRIGGERS
I morgen forudser jeg følgende 3 triggers:

TRIGGERS 1 Min strategi er:	
TRIGGERS 2 Min strategi er:	
TRIGGERS 3 Min strategi er:	

SPISE- & ADFÆRDSDAGBOG

DATO I DAG	🪥	🛏	🌡

🕐	1-10	🍽	☕	1-10	🙂	😕	🙁
MORGEN KL.							
FORMIDDAG KL.							
FROKOST KL.							
EFTERMIDDAG KL.							
AFTEN KL.							
SEN AFTEN KL.							

TRIGGERS	SITUATION	TANKE	FØLELSE

3 GODE TING 🏅	1. 2. 3.
🏃	

STATUS FOR UGEN

UGE	ANTAL ☹ DENNE UGE	ANTAL ☹ SIDSTE UGE	FLERE/FÆRRE DENNE UGE

Hvad har været din mest specifikke trigger i ugen der er gået?	
Beskriv dominoeffekten:	Situation: Tanker: Følelser: Adfærd:
Hvad er fordelene ved at fortsætte med den adfærd?	
Hvad er ulemperne ved at fortsætte med den adfærd?	
Hvad er fordelene ved at stoppe med den adfærd?	
Hvad er ulempen ved at stoppe med den adfærd?	
Hvad kan du gøre i stedet for?	
Hvilke strategier er du blevet bedre til at anvende?	
Hvilke vaner eller triggers vil du have fokus på at håndtere i den kommende uge?	

PLANLÆG DIN DAG I MORGEN

DATO I MORGEN	

SPISNING
I morgen er det min plan at jeg spiser følgende:

Morgenmad	
Frokost	
Aftensmad	
Mellemmåltider	

TRIGGERS
I morgen forudser jeg følgende 3 triggers:

TRIGGERS 1 Min strategi er:	
TRIGGERS 2 Min strategi er:	
TRIGGERS 3 Min strategi er:	

SPISE- & ADFÆRDSDAGBOG

DATO I DAG	🪥	🛏️	🌡️

🕐	1-10	🍽️	☕	1-10	🙂	🙁	😖
MORGEN KL.							
FORMIDDAG KL.							
FROKOST KL.							
EFTERMIDDAG KL.							
AFTEN KL.							
SEN AFTEN KL.							

TRIGGERS	SITUATION	TANKE	FØLELSE

3 GODE TING 🏅	1. 2. 3.
🏃	

PLANLÆG DIN DAG I MORGEN

DATO I MORGEN	

SPISNING
I morgen er det min plan at jeg spiser følgende:

Morgenmad	
Frokost	
Aftensmad	
Mellemmåltider	

TRIGGERS
I morgen forudser jeg følgende 3 triggers:

TRIGGERS 1 Min strategi er:	
TRIGGERS 2 Min strategi er:	
TRIGGERS 3 Min strategi er:	

SPISE- & ADFÆRDSDAGBOG

DATO I DAG	🪥	🛏️	🌡️

🕐	1-10	🍽️	☕	1-10	🙂	😕	☹️
MORGEN KL.							
FORMIDDAG KL.							
FROKOST KL.							
EFTERMIDDAG KL.							
AFTEN KL.							
SEN AFTEN KL.							

TRIGGERS	SITUATION	TANKE	FØLELSE

3 GODE TING 🏅	1. 2. 3.
🏃	

PLANLÆG DIN DAG I MORGEN

DATO I MORGEN	

SPISNING
I morgen er det min plan at jeg spiser følgende:

Morgenmad	
Frokost	
Aftensmad	
Mellemmåltider	

TRIGGERS
I morgen forudser jeg følgende 3 triggers:

TRIGGERS 1 Min strategi er:	
TRIGGERS 2 Min strategi er:	
TRIGGERS 3 Min strategi er:	

SPISE- & ADFÆRDSDAGBOG

DATO I DAG	🪥	🛏️	🌡️

🕐	1-10	🍽️	☕	1-10	🙂	🙁	☹️
MORGEN KL.							
FORMIDDAG KL.							
FROKOST KL.							
EFTERMIDDAG KL.							
AFTEN KL.							
SEN AFTEN KL.							

TRIGGERS	SITUATION	TANKE	FØLELSE

3 GODE TING 🏅	1. 2. 3.
🏃	

PLANLÆG DIN DAG I MORGEN

DATO I MORGEN	

SPISNING
I morgen er det min plan at jeg spiser følgende:

Morgenmad	
Frokost	
Aftensmad	
Mellemmåltider	

TRIGGERS
I morgen forudser jeg følgende 3 triggers:

TRIGGERS 1 Min strategi er:	
TRIGGERS 2 Min strategi er:	
TRIGGERS 3 Min strategi er:	

SPISE- & ADFÆRDSDAGBOG

DATO I DAG	🪥	🛏	🌡

🕐	1-10	🍴🍽	☕	1-10	🙂	😕	☹
MORGEN KL.							
FORMIDDAG KL.							
FROKOST KL.							
EFTERMIDDAG KL.							
AFTEN KL.							
SEN AFTEN KL.							

TRIGGERS	SITUATION	TANKE	FØLELSE

3 GODE TING 🏅	1. 2. 3.
🏃	

PLANLÆG DIN DAG I MORGEN

DATO I MORGEN	

SPISNING
I morgen er det min plan at jeg spiser følgende:

Morgenmad	
Frokost	
Aftensmad	
Mellemmåltider	

TRIGGERS
I morgen forudser jeg følgende 3 triggers:

TRIGGERS 1 Min strategi er:	
TRIGGERS 2 Min strategi er:	
TRIGGERS 3 Min strategi er:	

SPISE- & ADFÆRDSDAGBOG

DATO I DAG	〰	🛏	🌡

🕐	1-10	🍽	☕	1-10	🙂	🙁	😖
MORGEN KL.							
FORMIDDAG KL.							
FROKOST KL.							
EFTERMIDDAG KL.							
AFTEN KL.							
SEN AFTEN KL.							

TRIGGERS	SITUATION	TANKE	FØLELSE

3 GODE TING 🏅	1. 2. 3.
🏃	

291

PLANLÆG DIN DAG I MORGEN

DATO I MORGEN	

SPISNING
I morgen er det min plan at jeg spiser følgende:

Morgenmad	
Frokost	
Aftensmad	
Mellemmåltider	

TRIGGERS
I morgen forudser jeg følgende 3 triggers:

TRIGGERS 1 Min strategi er:	
TRIGGERS 2 Min strategi er:	
TRIGGERS 3 Min strategi er:	

SPISE- & ADFÆRDSDAGBOG

DATO I DAG	🪥	🛏	🌡

🕐	1-10	🍽	☕	1-10	🙂	😕	😣
MORGEN KL.							
FORMIDDAG KL.							
FROKOST KL.							
EFTERMIDDAG KL.							
AFTEN KL.							
SEN AFTEN KL.							

TRIGGERS	SITUATION	TANKE	FØLELSE

3 GODE TING 🏅	1. 2. 3.
🏃	

PLANLÆG DIN DAG I MORGEN

DATO I MORGEN	

SPISNING
I morgen er det min plan at jeg spiser følgende:

Morgenmad	
Frokost	
Aftensmad	
Mellemmåltider	

TRIGGERS
I morgen forudser jeg følgende 3 triggers:

TRIGGERS 1 Min strategi er:	
TRIGGERS 2 Min strategi er:	
TRIGGERS 3 Min strategi er:	

SPISE- & ADFÆRDSDAGBOG

DATO I DAG	🪥	🛏️	🌡️

🕐	1-10	🍽️	☕	1-10	🙂	🙁	😣
MORGEN KL.							
FORMIDDAG KL.							
FROKOST KL.							
EFTERMIDDAG KL.							
AFTEN KL.							
SEN AFTEN KL.							

TRIGGERS	SITUATION	TANKE	FØLELSE

3 GODE TING 🎖️	1. 2. 3.
🏃	

STATUS FOR UGEN

UGE	ANTAL ☹ DENNE UGE	ANTAL ☹ SIDSTE UGE	FLERE/FÆRRE DENNE UGE

Hvad har været din mest specifikke trigger i ugen der er gået?	
Beskriv dominoeffekten:	Situation: Tanker: Følelser: Adfærd:
Hvad er fordelene ved at fortsætte med den adfærd?	
Hvad er ulemperne ved at fortsætte med den adfærd?	
Hvad er fordelene ved at stoppe med den adfærd?	
Hvad er ulempen ved at stoppe med den adfærd?	
Hvad kan du gøre i stedet for?	
Hvilke strategier er du blevet bedre til at anvende?	
Hvilke vaner eller triggers vil du have fokus på at håndtere i den kommende uge?	

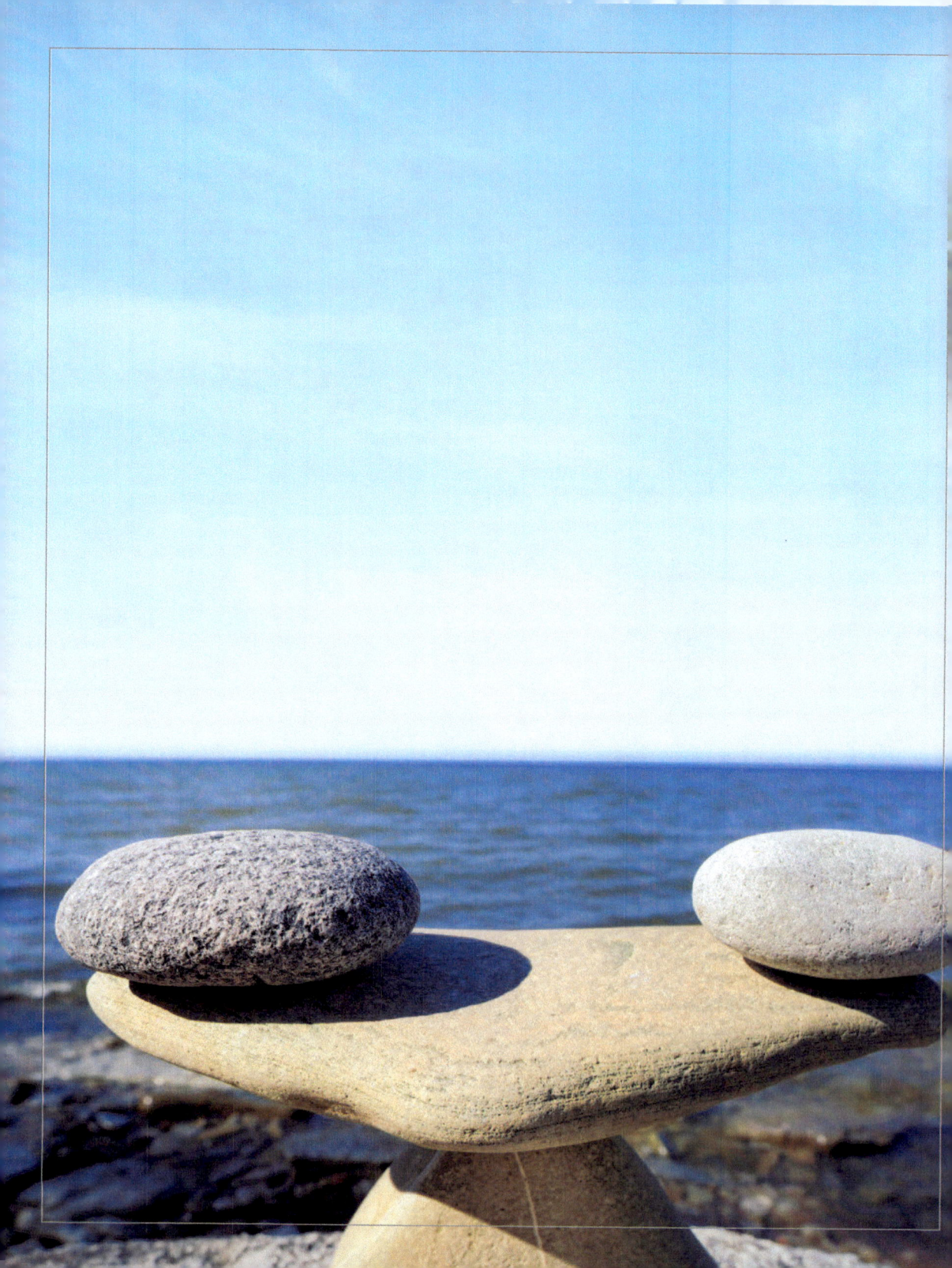

KAPITEL 5

JUSTERING AF DINE VANER

I kapitel 4 har du arbejdet systematisk med dine vaner, triggerpunkter og mønstre. Du oplever sikkert at nogle situationer er blevet meget bedre for dig, mens andre situationer er svære og udfordrende.

Vi har alle sammen bestemte *risikosituationer* hvor vi har særlig svært ved at spise normalt. Det kan være ved buffeter, ad libitum menuer, middag hos familien, om aftenen i TV-sofaen eller når du er alene. I dette kapitel får du øvelser og værktøjer til at justere dine vaner. Vi starter med at udvikle nødplaner til at tackle overspisningsepisoderne.

Nødplaner

Start med at vælge to af de sværeste situationer, og skriv (i skemaet nedenunder) lidt om den dominoeffekt du oplever i situationerne. Tænk dernæst over hvilke strategier, tanker eller handlinger som kunne hjælpe dig til at stoppe med at overspise.

Lav så mange nødplanskort og nødplansidéer du har brug for. Print nødplanerne ud, og placer dem et sted hvor du nemt kan se dem. Scan dem også ind på din mobiltelefon (så har du dem lige ved hånden). Brug dem som træning og som hjælp i en nødsituation.

Jeg vil her give dig lidt idéer til nødplaner:

- Hvis det er muligt, så gå væk fra situationen. Tag nogle dybe vejrtrækninger, og lyt til din indre stemme
- Beskæftig dig med noget andet fx læs, strik, dans
- Gå en tur
- Tag et bad
- Ring til en veninde
- Lyt til musik
- Dans eller lav strækøvelser
- Drik noget te
- Hør en lydbog

Problematisk situation og dominoeffekt:

Mulige nødplaner:

1.

2.

3.

4.

5.

6.

Triggerpunkter og dominoeffekter

Nogle mønstre er lettere at ændre på end andre. Vaner er seje, og nogle vaner føles så fastlåste at det kræver ihærdighed og en vedholdende indsats at bryde dem. Nogle vaner ændres hurtigt, mens andre vaner tager år at ændre. I sådanne omstændigheder er det meget vigtigt at du bliver ved med at øve dig. Giv ikke op, det skal nok lykkes for dig – *jo længere tid du har gentaget den samme adfærd, jo flere forbindelser er der skabt i hjernen for den, og jo sværere er det at skabe nye forbindelser.* Men – for hver gang du bryder en vane og ændrer på et mønster, jo lettere vil det være de efterfølgende gange. *Du skal vide at det kan føles næsten umuligt at droppe trøstespisningen, men med fokus på ét skridt ad gangen bliver det mere overskueligt.*

Hvordan stopper du dine uhensigtsmæssige dominoeffekter? Det gør du bl.a. ved at tænke nogle mere hensigtsmæssige tanker.

Du har sikkert tænkt hvad vi kan kalde tilladende tanker. Tilladende tanker giver dig lov til at spise. De overbeviser dig om at du har ondt af dig selv, synes du har fortjent det eller bilder dig ind at det er det bedste du kan gøre for dig selv lige nu.

Det kan da også godt være at du har fortjent det, men derfor er det ikke sikkert at det er en god idé at spise.

Vores tanker er til tider fordrejet og vildledende, fordi de opstår på baggrund af fordrejede og vildledende overbevisninger. Overbevisninger er sandheder om dig selv og verden. Hvordan udfordrer du en tanke/overbevisning som du tror er sand? Her er et eksempel:

Kan du genkende følgende?

Du har haft en travl dag på arbejdet og er nu på vej hjem, men du skal lige købe ind på vejen. I supermarkedet ser du dit yndlingsslik, og uden at du tænker over det ryger det ned i kurven (sammen med nogle chips, som du tænker skal bruges til de gæster der kommer i morgen aften). På vej hjem i bilen spiser du slikket – du får virkelig dårlig samvittighed over at have spist det. Dine tanker cirkulerer lidt ubevidst, og du tænker, *"jeg er så træt, og jeg fortjener en belønning for at være der for andre, og jeg trænger til noget sødt."* Når du så har spist slikket, tænker du, *"åh nej, det var dumt af mig at spise alt det slik."* Du føler dig overmæt og trist.

Senere på aftenen tager du også hul på posen af chips – *"det kan også være lige meget, jeg går på kur på mandag."*

Dette er et typisk eksempel på en triggersituation. Træt og på vej hjem fra arbejde. Du har først tilladende tanker, som får dig til at overspise, for derefter at tænke bebrejdende tanker.

De tilladende tanker overvejer sjældent de langsigtede konsekvenser: De løser et her-og-nu-behov. Når trangen til at spise er tilfredsstillet, dukker de kritiske tanker op med følelser af skyld og skam og til sidst et krav om straf – en meget skrap kur.

Et andet eksempel kunne være en eftermiddag på jobbet. Du er stresset og overvejer at købe slik i kiosken. Du ved godt at du ikke bør spise slik, men du overbeviser dig selv om at lidt sukker vil give dig energi til at arbejde videre. Du kender alt til dine følelser efter et syndefald – skyld, skam og dårlige tanker om dig selv. Din triggersituation er eftermiddagen på jobbet – du er træt, stresset og rummer en overbevisning om at sukker vil hjælpe dig. Tænk over hvad dine overbevisninger fortæller dig – er de sande?

Tæm din spisedæmon

For at få bugt med tankemønstre, der tillader dig at spise usundt, og tankemønstre, der bagefter kritiserer dig, benytter vi en metode der hedder eksternalisering (tidl. omtalt i afsnittet, *Sådan hjælper du dig selv med at stå ubehaget igennem og holde ud*).

Vi eksternaliserer ved at skabe en afstand mellem dig og dit spisemønster. Spisemønstret vedhæftes en selvstændig stemme, og stemmen får et navn som vi kan forholde os til som et selvstændigt væsen.

Du kan kalde stemmen *den tilladende stemme*, *spisedæmonen*, *spiseforstyrrelsen*, eller hvad der lyder passende for dig.

Vi har mange stemmer i os, og ofte er de modsatrettede. Stemmerne repræsenterer inputs fra mennesker, eller stemmer vi har mødt gennem livet. Det kan være din mors stemme, din lærers stemme eller stemmer fra medierne. Vores stemmer er mange gange et mix af både konkrete mennesker, fiktive figurer i bøger, medier og andet vi er blevet påvirket af i opvæksten og i voksenlivet. Stemmerne taler til os som tanker – ikke at forveksle med det at høre stemmer – det er ikke som at høre stemmer, men mere en form for dominerende tanker.

Metoden går ud på at du navngiver dine dominerende stemmer og lære dem godt at kende. Når du har lært dem at kende, kan du bedre se hvad de gør ved dig. Du får dermed mulighed for at reagere anderledes og gå imod nogle af stemmerne. De fleste af mine klienter kan genkende at have en tilladende stemme, en kritisk stemme og en omsorgsfuld stemme.

Nogle klienter har mange flere stemmer. Du skal lære dine egne stemmer at kende. Det følgende er en beskrivelse af de stemmer der typisk er til stede i os og som påvirker os.

Din tilladende stemme

Den tilladende stemme er tankestrømme der giver dig lov til at overspise – vi taler ikke om når du er sulten, har brug for næring eller spiser normalt. Den tilladende stemme fortæller dig at det er helt i orden at overspise en masse som du slet ikke har brug for. Den tilladende stemme overbeviser dig om at det er synd for dig, at du fortjener det, at du har brug for at spise noget bestemt for at klare situationen. Jeg hører mange forskellige eksempler på tilladende stemmer i min praksis – måske kan du nikke genkendende til nogle af dem:

- Når du falder sammen i din sofa efter en travl dag om aftenen, hører du din tilladende stemme sige, "gå ud og tag noget slik, det fortjener du efter en hård dag på arbejdet." Måske har der været en konflikt i løbet af dagen – det har påvirket dig, og du føler dig stresset og synes ikke du kan nå det hele. Du MÅ bare have noget sødt lige nu.

- Din tilladende stemme overbeviser dig om at i morgen råder du bod på de mange ekstra kalorier du spiser i aften.

- Du undervurderer din størrelse, og din tilladende stemme fortæller dig at du nok ikke er så overvægtig som du er. Bagefter rammer skyldfølelsen dig, og du ser virkeligheden i øjnene.

- Du har besluttet dig for at modstå trangen til kage på arbejdet. Nu står du så i situationen, og alligevel tillader du dig selv at spise den – den ser så lækker ud, og du kan da ikke gå glip af den. Du snupper 2 stk. fordi det første var så godt.

Din tilladende stemme lokker dig til at spise noget du egentlig ikke ønsker eller har brug for at spise. Vi snyder os selv til at tro at det er en god idé, men vi fortryder det bagefter og bliver ramt af tristhed og skyld.

Tænk over din egen tilladende stemme, og tænk over hvordan den forsøger at lokke dig i en fælde.

Hvordan får din tilladende stemme dig til overspise?

Er der situationer hvor det ikke lykkes din tilladende stemme at overbevise dig om at overspise?

Din kritiske stemme

En anden indre tankestrøm, som de fleste kender, er den kritiske. Den følelse af at der sidder en hånlig papegøje på din skulder og skræpper dig ind i øret; "du gør det ikke godt nok." Den kritiske stemme fortæller dig konstant at du er doven og ikke værd at elske, fordi du ikke taber dig.

Når du begynder en ny slankekur og ikke kan holde den, fortæller din kritiske stemme dig at du burde skamme dig og tage dig sammen. Selvkritik er hovedbudskabet – og selvkritk gør dig nedtrygt, og du opgiver håbet om vægttab.

Din krop får også en tur med på vejen. Den kritiske stemme er utilfreds med hvordan du ser ud. Hvis du vejer dig, fortæller den dig at du ikke har tabt dig nok, og det er dårligt gået at du ikke har tabt mere. Den er altid utilfreds med dig.

Den kan overbevise dig om at du skal blive væk fra sociale arrangementer pga. din kropsform, og den overbeviser dig om at andre mennesker synes du er utiltrækkende.

Den kritiske stemme får dig til at overspise når den har nedgjort dig. Når du har mistet troen på dig selv og fuld af negative følelser, er der ikke meget at stå imod med i forhold til bordets søde glæder.

Du bliver et let offer for efterfølgende tilladende tanker. Din kritiske stemme og din tilladende stemme går hånd i hånd hen til overspisning. De er dårligt selskab, og de underminerer dit selvværd.

Tænk nu over din egen kritiske stemme: Hvordan påvirker den dig?

Hvornår har din kritiske stemme især fat i dig? Hvornår kan du bedre stå imod den?

Hvem minder din kritiske stemme dig om?

Din omsorgsfulde stemme

Nogle tanker er mere omsorgsfulde eller hjælpsomme end andre. De tanker hjælper dig med at træffe gode valg for dig og din krop. De er baseret på fornuft, og de kan godt gennemskue dårlige valg.

De lader sig ikke narre til at give efter for en her-og-nu-trang til at overspise; de kan nemlig godt se bagsiden af medaljen. Jeg kalder tankestrømmen for den omsorgsfulde stemme eller fornuftsstemmen. Den hjælper dig fornuftigt og omsorgsfuldt ud af din afhængighed. Fornuftstemmen/omsorgstemmen skal du begynde at lytte meget mere til.

Den vil hjælpe dig med at træffe bedre valg for dig selv, og ved at gå fra selvkritik til omsorg opnår du en helt anden selvbevidsthed – en bevidsthed baseret på selvkærlighed og nærvær. Du træder ud af slankekursmentaliteten og går ind i ro, harmoni og balance. Dit rationelle jeg forbindes til din indre fornuft eller visdom. Fornuft, omsorg og visdom er modgiften til et forstyrret spisemønster. Tilsammen danner de et værn mod de tanker der fylder dig med falske overbevisninger.

Nudging

Nudging er en teknik der bruges til at regulere menneskers adfærd. Måske har du set *Manipulator* i TV med Jan Hellesøe. Han kan forudse sine forsøgspersoners frie handlinger, fordi han manipulerer med dem så de gør det han har forudbestemt. Butikkerne anvender helt bevidst nudging til at få os til at købe bestemte varer ved hjælp af placering, lugte, farver, billeder, symboler, lyde, udvalg og en masse andre faktorer.

Du er derfor genstand for påvirkning lige meget hvor du befinder dig, derfor også hjemme hos dig selv og på din arbejdsplads.

Hvad kan vi bruge det til?

For det første kan du gøre det til en sport at gennemskue butikkernes forsøg på at lokke dig til usunde indkøb. Du kan undgå at gå i fælden og vælge mere bevidst og sundt. Du kan især bruge nudging i dit hjem. Luk dit køleskab op og se hvordan det er indrettet. Læg mærke til om de sunde madvarer fanger din opmærksomhed først – eller om de er gemt væk i en skuffe længere nede i køleskabet. Hvis du vil indrette dit køleskab til at nudge dig til at spise og drikke sundere, skal de sunde varer fange din opmærksomhed, og de skal præsenteres attraktivt. De usunde varer gemmer du mere væk.

På samme måde gennemgår du dine køkkenskabe og dit køkkenbord. Gør det sunde indbydende – placer det på steder du ser – og gem det usunde lidt væk så du ikke fristes af selve synet. Hvis vi har haft gæster og har en del slik og chips i overskud, har jeg selv nogle gange gemt det væk i en kasse nede i kælderen. På den måde slipper jeg for at stikke næsen i det hver gang jeg åbner køkkenskabet. Desuden er det lidt mere besværligt at gå i kælderen end at række armen frem og tage slikket.

Jeg opnår også den fordel at jeg på vejen ned i kælderen kan nå at tænke mig lidt om – har jeg nu rigtig lyst til at spise slikket? Nogle indbyggede små stop-op-pauser kan hjælpe dig med at bryde de automatiske mønstre og forhindre overspisning.

Brug nudging på din arbejdsplads, i dit hjem, i din bil, på din telefon, på din computer, når du træner – alle de steder hvor du møder påvirkning. Du skal omgive dig med sunde vaner og fjerne de usunde. Hermed bliver det lettere for dig (og din familie) at leve efter den sunde opskrift.

Forberedelse

I forlængelse af nudging kommer forberedelse. Du kan undgå impulsive valg og løsninger med forberedelse. Du VIL før eller siden komme træt hjem fra arbejdet uden at have købt ind.

311

Derfor skal du planlægge dine indkøb, og du skal sørge for at have sund minutmad i fryseren.

Du VIL sikkert få trang til at snacke enten hjemme eller på farten. Derfor skal du altid have sunde valgmuligheder ved hånden – hvis det ikke lykkes dig at undgå at spise, snacker du i det mindste ikke usundt.

Du VIL komme til at stå ved en buffet eller møde en ad libitum menu. Derfor skal du forberede dig på hvad og hvor meget du vil spise.

Forbered dig også på at spise mange grønsager om dagen forud for en middag i byen – når du på forhånd har skruet ned for spisetrangen, er du mindre tilbøjelig til at spise for meget.

Hvis du planlægger dine måltider nogle dage frem, ryger du ikke så let i fastfoodfælden. Skulle det alligevel ske, så undgå energitunge valg som fede burgers, pizza, for meget sukker, fedt, salt, hvidt brød, ris, og pasta. Vælg de bedste alternativer, gerne dem med grønsager i. Der findes masser af gode fastfood valg. Lær dem at kende allerede nu så du er forberedt.

Øvelse: Træn din viljemuskel

Det er en dårlig vane at lade sig friste af slik, sodavand og kager.

Øvelsen (se længere nede) går ud på at træne din vilje til at modstå fristelser. Hvordan gør man det? Man øver sig og er vedholdende. I begyndelsen kan det føles svært, en næsten umulig opgave. Det kan hjælpe at tænke på at hjernen tilpasser sig din erfaring. Som tidligere omtalt dannes der små stier i hjernen for de valg vi tager. De små stier bliver med tiden til store motorveje med øvelse og repetition. Den første sti du skal lave i hjernen kan føles som stiv modvind, men for hver gang du formår at bryde med en gammel dårlig vane til fordel for en god ny vane, vil det blive lettere.

Den gamle forbindelse svækkes hver gang du reagerer på en anden måde end du plejer. Du sætter gang i en god spiral. Motorveje i hjernen er nemmere at finde og fortsætte på end små stier.

Vælg en dårlig vane du gerne vil af med. Det er en god idé at vælge én ad gangen for koncentrationens skyld. Du giver ikke så hurtigt op hvis du kun har fokus på en ting. Du træner en vane, som du gerne vil af med, ved at møde den risikosituation der fører til den dårlige vane.

Visualiser situationen, og se for dig at du bryder den gamle vane. Beslut dig for at du VIL følge den nye gode vane, og gør det så. Se for dig at du allerede har lavet en ny sti i hjernen. Gentag øvelsen indtil den nye vane føles mere automatisk. Dernæst kan du arbejde med en anden dårlig vane.

Øvelse: Tag det rigtige tog

Forestil dig at du står på en togperron og venter på toget.

Forskellige tog standser ved perronen, og du skal nu beslutte dig for hvilket tog du vil stige på. Men inden du går ind i toget, skal du se hvor toget kører dig hen.

Der er tog som fører dig til overspisning (med følelser af skyld og skam ved endestationen), og der er tog som fører dig til sunde spisevaner (med følelser af glæde og stor tilfredshed når du står af). Hvilket tog tager du?

Formålet med øvelsen er at du bliver klar over at du har et valg, og INDEN du stiger på toget, overvejer du konsekvenserne på længere sigt. Når fristelserne ved usunde vaner vinder over os, glemmer vi at tænke over de efterfølgende konsekvenser – vi er kun optaget af et her-og-nu-behov.

Næste gang du er på vej ud i køkkenskabet (eller hen til bageren) så spørg dig selv: Hvor vil mit valg føre mig hen, og vil jeg gerne derhen?

Du har et valg, og du skal øve dig i at tage det rigtige (tog).

Perfektionisme

Perfektionisme og et naturligt forhold til mad hænger ikke sammen. Mennesker med et normalt spisemønster overspiser også en gang imellem. Det er normalt at lade sig friste af lækker mad – indimellem spise mere end du egentlig ville og efterfølgende fortryde det.

En perfektionistisk person lægger et stort pres på sig selv, og presset inviterer til en rigid tankegang.

Du ender i pendulet med en alt-eller-intet-tænkning, og når du begår fejl, er straffen skyld- og skamfølelsen. Du skal ikke stræbe efter at leve 100% korrekt. Du skal hellere acceptere at det er ok at have en buffer på måske 20%. Hvis du er perfektionistisk anlagt, må du øve dig i at begå nogle fejl. Fejl vænner dig af med at straffe dig selv, og i fejloplevelsen kan du samtidig arbejde med din afhængighed. Der er forskellige grader af afhængighed i en spiseforstyrrelse, fordi det ikke er en enten-eller-lidelse men et kontinuum. Afhængigheden går op og ned.

Når det kører godt, vil din perfektionisme give dig et kæmpe selvtillidsboost, men når det så går galt, ender du i selvkritikken med risiko for at give op. Mind dig selv om at fejltrin er en mulighed for at lære noget. Gå efter de små successer, og tag en dag ad gangen, et måltid ad gangen.

Det er bedre at fejle 20% end at være 100% perfekt i kort tid – for derefter at følge en 100% overspisning i længere tid. Din hjerne vil modarbejde dit krav om 100% perfektionisme – den vil have et frit valg. Forventer du 20% afvigelse, imødekommer du hjernens behov for frihed.

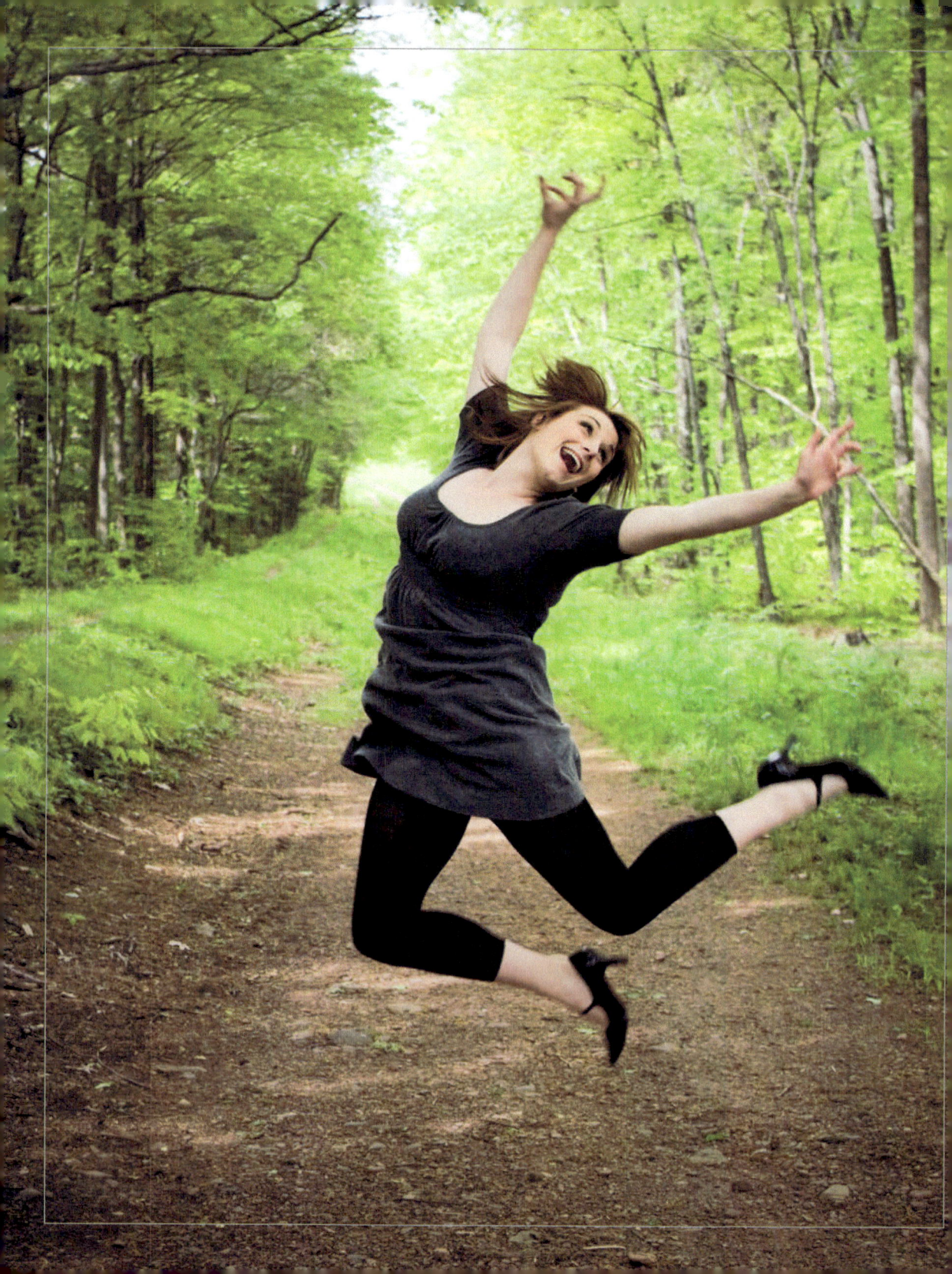

KAPITEL 6

DU ER KLAR TIL VÆGTTAB

Hvis du har gennemgået de tidligere kapitler og brugt tid på at arbejde systematisk med øvelserne og spise- og adfærdsdagbogen, er du sikkert ved at overvinde din overspisning. Du er klar til at tage det næste skridt – vægttab. Er du i tvivl om hvorvidt du er klar til vægttab, kan du sagtens gå i gang med vægttabsprocessen. Det kan være at du får brug for at arbejde lidt mere med spise- og adfærdsdagbogen undervejs, eller du stadig har brug for at begrænse dine overspisninger. Hvad end du føler du skal justere på, er det helt fint at gøre det i processen. Hvis du omvendt føler at du slet ikke kan kontrollere din spisning, er du ikke klar til vægttab endnu. Du må tilbage og arbejde lidt mere med dine mentale mekanismer. I det øjeblik du føler dig klar til vægttabsprocessen, vil dette kapitel give dig en række gode råd til at komme i gang.

Du har indtil nu spist efter tallerkenmodellen og spist mekanisk – du har ladet din ydre visdom guide dig i forhold til hvad du skal spise og hvornår. Tallerkenmodellen har været din ramme for din mad uden at være for restriktiv. Målet med mekanisk spisning har været at gå fra et kaotisk spisemønster til et mere stabilt spisemønster.

I vægttabsspisning er det især vigtigt at du ikke tænker slankekursmentalitet. Det betyder at du ikke må have for stramme kostplaner med for mange forbud og regler. Husker du pendulet fra kapitel 1? Hvis du strammer skruen for meget i retning af underspisning, mister du kontrollen og svinger hen i overspisning.

Derfor gælder det nu om at finde en balance. Du skal foretage nogle bevidste spise- og aktivitetsændringer som vil give dig et vægttab. Det må ikke gå for hurtigt – mister du først styringen, tager du det hele på igen. Du skal være konsekvent, men du må ikke være for perfektionistisk i dine valg og gerninger. Du skal være målbevidst, men du må ikke være for ambitiøs. Du vil opleve afsavn, men det må ikke gå hen og blive en kamp for dig. Kort sagt skal du være i et flow hvor du trives og taber dig.

Du skal afstemme dine forventninger til dig selv.

Din vægt går ikke nedad i lige linje. Der vil komme udsving, og det må du acceptere. Ingen panik hvis du ikke taber dig.

Det drejer sig om at lytte til kroppen. Du skal tilpasse ændringerne uden modstand fra kroppen og psyken. Lad dig motivere af andre gode mål end blot vægttab – et større velbefindende, mere energi, en gladere hverdag.

I det følgende vil du få tips og tricks til vægttab samt inspiration til mere intuitiv spisning (tidl. omtalt i afsnittet *Mindful spisning – bevidst spisning*). Mangler du viden om eller inspiration til kosten, vil jeg anbefale dig at kontakte en diætist. Pas på med at begynde en ny slankekur. Du kan let genaktivere mange af de mønstre som i første omgang ledte til en spiseforstyrrelse. Brug din sunde fornuft til at vælge mad. Tag udgangspunkt i tallerkenmodellen, og fortsæt med 500 kalorieudfordringen og de øvrige råd.

500 kcal udfordringen

Kalorietælling er en af de mest benyttede metoder til vægttab. Metoden har dog visse ulemper når man lider af en spiseforstyrrelse. Den forstyrrer bl.a. dit forhold til mad. Risikoen ved at tælle kalorier er at du generelt får dårlig samvittighed når du spiser – mad har kalorier, og normal mad og spisning er vigtigt for både din trivsel og din vægt.

Derfor er kalorietælling en ulempe når du nu er i gang med at lære at spise normalt.

En anden risiko ved kalorierestriktion er at din mad netop bliver for restriktiv med forbud mod bestemte madvarer. Det er et problem, fordi restriktioner, forbud og madregler sætter gang i pendulet og aktiverer din spiseforstyrrelse.

Vægttab efter kalorierestriktion vil give dig mest mulig mad inden for de tilladte kalorier. På den måde bibeholder du dine madvaner, og du erstatter nogle dårlige vaner med light eller sukkerfri produkter. Når kuren er slut, har du ikke fået ændret på dine vaner, og dine sukkerfri erstatninger bliver på hylden, og du vender tilbage til de kalorieholdige varer – resultat; de tabte kilo tager du hurtigt på igen.

500 kcal udfordringen er en bedre måde at bruge kalorier på. Den går ud på at du spiser normalt, men du vælger at tage madvarer ud af din daglige kost svarende til 500 kalorier. Du skal således ikke stræbe efter at holde dig inden for en bestemt kalorieramme, men du skal spise mindre hver dag – hvad der svarer til 500 kcal. De 500 kcal skal tages fra primært usunde mad- og drikkevarer.

500 kcal udfordringen understøtter træningen i at modstå triggerpunkter, vælge mad fra og fokusere på normal spisning. Du finder 500 kcal i din daglige madplan og fravælger dem.

Det kan enten være 100 kcal fra hvert måltid, 250 kcal to gange eller aften-snacken. Målet er stadigvæk at spise efter tallerkenmodellen og få tre hovedmåltider om dagen.

Når vanen med at fjerne 500 kcal fra dit daglige madindtag er godt indarbejdet (og ikke udløser overspisninger hos dig), kan du tage et skridt mere og fjerne yderligere 500 kcal. Det afhænger af dit udgangspunkt hvor meget du skal fjerne i alt, men med tiden kommer du ned på en kaloriebalance som giver dig et vægttab uden at udløse overspisninger. Du skal være meget opmærksom på at du ikke går for langt ned i kalorier – du skal kun fjerne 500 kcal ad gangen. Hvis hjernen og kroppen oplever dine anstrengelser som forsøg på slankekur, vil de reagere med overspisninger, og de vil aktivere din spiseforstyrrelse. Fidusen er at tabe dig uden din krop opfatter det som en trussel.

Du skal ikke udelukkende fokusere på vægttab, fordi;

- Det kan være demotiverende

- Lang tids feedback

- Hvis målet kun er vægttab, nedprioriterer du at spise næringsholdig mad

- Du prioriterer ikke træning, velvære og energiniveau

Forsøg at stile mod færre men større måltider så du ikke kommer til at små-spise hele dagen. Lyt i høj grad til hvordan din krop fungerer bedst.

Spring ikke måltider over – du vil i sidste ende komme til at overspise.

Vær ærlig over for dig selv. Du skal ikke tro på hvad din spiseforstyrrelse prøver at overbevise dig om. Dine overbevisninger er ikke nødvendigvis sande.

Accepter at der er gode dage og mindre gode dage – du er i en øve-periode.

Pres dig ikke for hårdt – det giver bagslag.

Prioriter dig selv, din mad og din træning. Andres behov er mindre vigtige.

Tilmeld dig nogle fællesskaber som kan støtte og inspirere dig: Fx mit onlineforløb (se mere på min hjemmeside), onlinesamtaler, FB-grupper, en træningsveninde, personlig træner, træningshold eller andre sociale grupper.

Gør nogle gode ting for dig selv. Få massage, en skønhedsbehandling, SPA-ophold, retreat. Hvis økonomien er knap, lav dit eget retreat derhjemme med egne produkter.

Lad dig ikke friste af bestemte metoder til vægttab. Brug fornuften, og vælg den mad der giver dig mæthed, næring og energi.

Du skal ikke gå og sulte dig selv i længere tid, men det er faktisk ok at føle lidt sult inden et måltid.

Sæt ikke en slutdato på for dit vægttab. Du lægger et unødigt pres på dig selv. Du må gerne have nogle faste datoer i forløbet – måske skal du giftes om et halvt år, og inden da vil du gerne tage dig bedre ud end du gør nu. Det er ok med datoer, men pas på at det ikke bliver for stort et pres for dig.

Det kan være vanskeligt at sætte en tidsramme for et vægttab. Hvis du har mere end 15-20 kilos overvægt, vil et års tid sikkert være et realistisk mål for vægttabet. Vær dog parat til at revurdere din måldato hvis noget uventet sker i dit liv – ikke dermed sagt at alle begivenheder skal være en undskyldning for at udsætte et vægttab.

Fysisk aktivitet

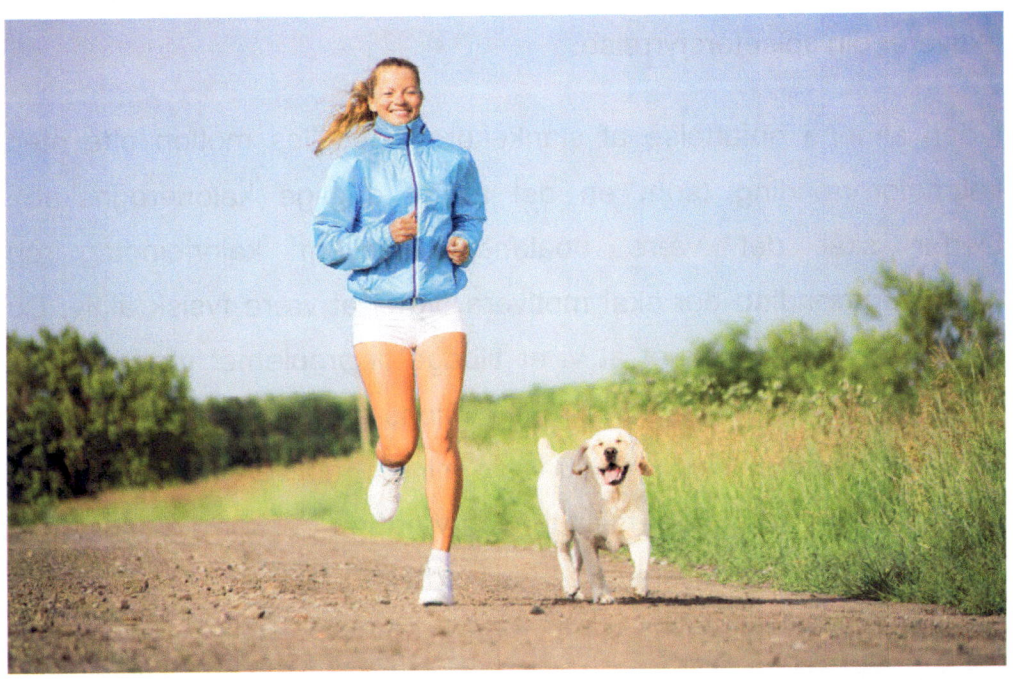

Bogens fokus er at ændre din spiseadfærd, men jeg vil også gerne give dig nogle gode råd til fysisk aktivitet. Bevægelse er betydningsfuld for din adfærd og for dit liv.

For mange overspisere er motion desværre en by i Rusland. Bevægelse er svær i situationer med meget overvægt.

Måske undlader du fysisk aktivitet, fordi du skammer dig over din krop.

Måske er motion gået hen og blevet din modstander, fordi aktiviteten hænger sammen med dine slankekure, som derfor aktiverer din spiseforstyrrelse.

I den almene opfattelse af slankekure sidestilles motion ofte med kalorieforbrænding (som en del af dit daglige kalorieregnskab). Derfor skal det være ubalancen mellem kalorieindtag og kalorieforbrænding der skal motivere dig til at være fysisk aktiv. Du har sikkert gennemskuet at vi er tilbage til problemet med at have vægttab som dit primære mål, og i motions-øjemed rummer det også nogle problematikker. Fx vil du være mindre motiveret til at fortsætte med at træne når du nærmer dig den vægt du ønsker dig. Ligeledes kan du hurtigt miste lysten til at træne hvis din træningsindsats ikke giver dig øjeblikkelig gevinst på vægten.

Det kan være demotiverende at se ens vægt gå op med 0,5 kg dagen efter en intens træningssession. Typisk vil du først se virkningen af din træning nogle dage efter, og der skal trænes intenst før det giver udslag som vægttab.

Hvis du *kun* fokuserer på vægten, er der stor risiko for at du helt dropper at motionere og bevæge dig.

Bevægelse og fysisk træning er en værdifuld partner for dig og for dit ønske om et normalt forhold til din krop og mad.

Udover det er der en lang række andre gevinster for dit helbred og dit velbefindende. Her er blot nogle af fordelene:

- Styrker dine knogler
- Øger din forbrænding
- Regulerer din appetit
- Forbedrer din søvn
- Nedsætter din risiko for livsstilssygdomme
- Giver større overskud
- Giver større glæde
- Mindsker depression og angst
- Øger din kropsbevidsthed og velvære
- Renser dit hoved og din krop

Bevægelse og motion skal være en del af din hverdag. Du skal ikke udsætte fysisk aktivitet til du har tabt dig. Du skal bruge det som et redskab til at styrke din almene trivsel. Jeg har hørt mange indvendinger mod motion fra overvægtige, men du kan altid begynde et sted, og der er ikke noget bedre sted at begynde end i naturen. Gå udenfor og mærk vind og vejr, tag nogle skridt, og du er i gang.

Du skal ikke sammenligne dig med andre mennesker, men du skal tage udgangspunkt i din egen form og formåen.

Gang er ikke udpræget skadebetonet, og du kan holde motionsformen ud hvis vægten giver problemer – du tager det i dit eget tempo, og før du ved af det, har du gået en tur. Det kræver ikke medlemskab eller særlig udstyr, og gåture kan kombineres med socialt samvær. Du kan også bruge gåturene til at gøre dig klogere med en lydbog eller lytte til musik. Hvis du har brug for at sætte dig nogle mål at gå efter, så tæl dine skridt ved hjælp af din smart-telefon eller anden skridtmåler – eller måske har du netop ikke brug for at der skal gå konkurrence i den. I så fald så lad dig fylde op af naturen og hav fokus på dybe vejrtrækninger og din krop.

Du skal ikke lade dig begrænse af dine egne overbevisninger. Beslut dig for at andres eventuelle tanker om dig ikke skal forhindre dig i at dyrke motion. Holder du dig fra fysiske aktiviteter, bliver du ved med at have tanker i retning af, "nåh nej, jeg kan jo ikke gå i et fitnesscenter når jeg er overvægtig, for så kigger de nok alle sammen på min tykke mave." Derved opretholder du din egen overbevisning om at du ikke er god nok, fordi du ikke ser ud på en bestemt måde. Du kan udfordre dine egne tanker og spørge dig selv: Ville jeg tænke negativt om en anden person, fordi vedkommende var overvægtig? Negative tanker om andre og deres kropsform kan være med til at styrke dine egne negative tanker om dig selv.

I det øjeblik du bestemmer dig for at valget er dit, og du kan gå til det du vil, er du et skridt nærmere dine ønsker.

Jeg kender flere overvægtige som på trods af ekstra kilo alligevel kan danse, ride, stå på ski, svømme, gå, dyrke fitness, gymnastik, yoga, kampsport og en masse andet. Du kan også købe nogle timer hos en personlig træner som kan hjælpe dig i gang.

Dit fokus skal være på de mange fysiske og psykiske gevinster du får ved at røre dig. Tag små skridt i starten så du undgår at få skader. Har du allerede fysiske skader, kan du søge vejledning hos en fysioterapeut.

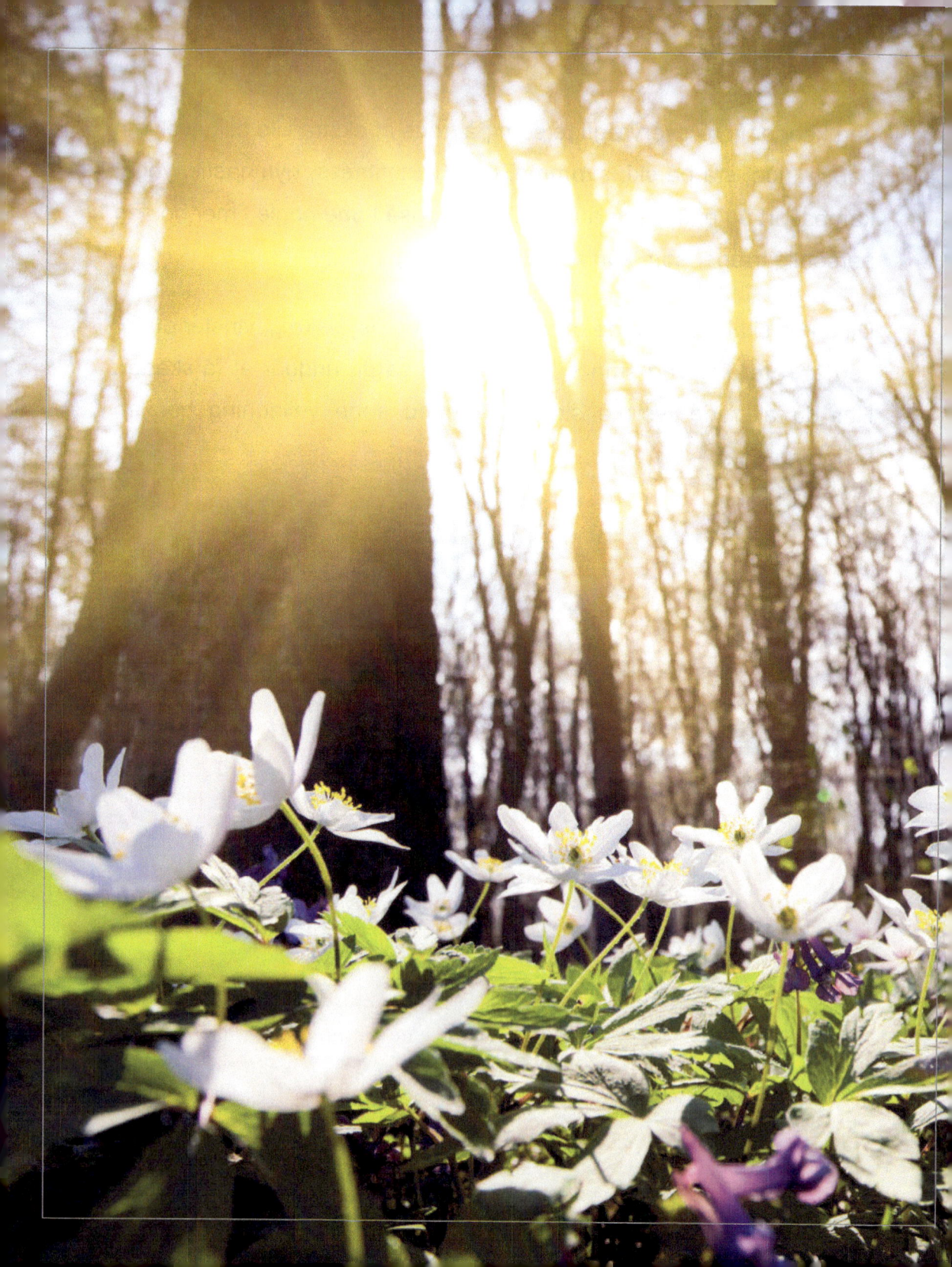

KAPITEL 7

OPFØLGNING

Dette sidste kapitel handler om hvordan du undgår at falde tilbage til dine gamle mønstre med overspisning. Du vil også kunne læse om overvægt hos børn (se afsnittet, *Sådan hjælper du dit overvægtige barn*) og få råd og vejledning til at slippe uden om en spiseforstyrrelse i forhold til en bestemt risikoadfærd.

Opfølgning og fremtid

Selvom du har ændret dine spisevaner og måske tabt dig i vægt, må du ikke give slip. Det er netop her at du skal holde fast i dine nye vaner. Holder du ikke fast, ender du med at falde tilbage til dine gamle mønstre. Efter et vægttab vil kroppen fysiologisk forsøge at nå op på den samme vægt som før. Det er en overlevelsesmekanisme tilbage fra urtiden.

I urtiden kunne mad vare en mangelvare i lange perioder, og overlevelse var betinget af gode fedtdepoter. Nyere forskning viser at du skal holde din nye lavere vægt i et års tid, før kroppen accepterer den nye vægt. Det betyder at du det kommende år må have fokus på at holde fast i din nye livsstil. Du kan undgå tilbagefald ved hjælp af strategierne du har lært og læst om i denne bog.

Fremover skal du være opmærksom på slankekursfælden – du skal undgå at reaktivere de gamle mønstre som får dig til at overspise. En afhængighed kan godt være slukket i lang tid men pludselig blusse op igen. Har du først haft en afhængighed, forsvinder den aldrig helt igen. Accept er vejen frem – du må acceptere at den er en del af dit liv, at den kan dukke op igen resten af dit liv.

Derfor er programmet i denne bog ikke en kur – det er en varig metode til håndtering af din afhængighed, og med træning kan du aktivt kontrollere spiseforstyrrelsen og mindske ubehaget betydeligt.

Det drejer sig om balance. Et normalt liv med normale spisevaner har også engang imellem plads til at overspise. Håndteringen af balancen går ud på at overspisningen ALDRIG må tage overhånd.

Har du allerede gennemgået et vægttab, kan det være en god idé at tale med en psykolog, mentor eller diætist en gang om måneden i et halvt års tid. Dernæst at følge op hver anden eller hver tredje måned indtil behovet ikke er der mere. Det er en fordel at have en sparringspartner at gennemgå processer med. Det sætter ens tanker og overbevisninger i et andet perspektiv, og det er sundt.

Det kan være svært for mange at gå fra overspisning til at have rammer for sin mad. Lige nu er målet ikke at gå over til ren intuitiv spisning. Prøv i stedet for at lytte mere til din krop, og brug din viden til at guide dig. Det er en proces at opøve en kropsfornemmelse, og det skal gøres nænsomt. Igen – små skridt ad gangen. Med tiden vil du måske opdage at din indre visdom hjælper dig med at have et mere naturligt forhold til mad.

Lær at nyde maden og smage på den. Nydelse lukker op for dine sanser og tilfredsstiller dine behov. Ved at nyde maden med din synssans, lugtesans og smagssans bliver du hurtigere mættet. Kokke taler også om at have både surt, salt, bittert, sødt og umami (den 5. smag som fx findes i champignoner og parmesan) i din mad, for at tilfredsstille forskellige smagssanser. Mad skal smage godt, og mad skal være dig en glæde og en nydelse i samværet med dig selv og dine relationer.

Du har brug for tid til at få dine nye vaner indarbejdet. Du skal hjælpe dig selv med at opnå stabilitet, harmoni og balance. Pludselig vil du opdage at du automatisk er begyndt at tænke anderledes og at du har udryddet tidligere triggerpunkter og situationer.

Tillykke – du har fået kontrol over din overspisning. Du har inde i hjernen givet dig selv en ny livsstil som giver dig ro, glæde og en sund vægt.

Alle kan få tilbagefald på et eller andet tidspunkt. Bliv ikke bange hvis det sker, det er helt normalt. Du skal lægge mærke til om du kommer til at overspise flere gange og om du lader større mængder mad snige sig ind. Hvis det sker, stop op og tag denne bog frem fra hylden igen. Kig dine udfyldte skemaer igennem med dine drømme, mål og motivation. Har du brug for ekstra hjælp, kan du søge professionel hjælp til håndtering af perioden.

Det er helt normalt at være i en sårbar periode kort tid efter at du har ændret vaner. Slip ikke dit fokus før dine nye vaner er en automatisk del af din normale adfærd.

Sådan hjælper du dit overvægtige barn

Hvordan hjælper du et overvægtigt barn – og hvordan forebygger du at barnet udvikler overspisning?

Der er flere forældre som spørger mig hvad de kan gøre for at hjælpe deres overvægtige barn. Mit svar afhænger af hvor gammel barnet er og om det allerede viser tegn på en spiseforstyrrelse.

Hvis barnet er overvægtigt (men ikke viser risikoadfærd som beskrevet i kapitel 1), er målet vægttab. I mange tilfælde vil barnet vokse sig ud af sin overvægt hvis indsatsen i første omgang fokuserer på stabil vægt fremfor vægttab. Det er forældrenes ansvar at give deres barn de bedste betingelser for et vægttab. Det er aldrig barnet der ikke er god nok til at tabe sig. Forældrene skal lære deres barn at spise rigtigt og hjælpe barnet med at bevæge sig så kroppen bliver glad.

Undgå opmærksomhed omkring almindelige holdninger til kropsform og vægt. Tal hellere med barnet om hvordan det har det i kroppen og i sindet. Hvis barnet giver udtryk for at der er noget galt, så tal om det og anerkend barnets følelser. Det er så vigtigt at barnet føler sig hørt, set og anerkendt, selvom det vejer for meget og har trang til mad.

Forældre der føler sig magtesløse i forhold til deres barns overvægt skal være påpasselige med kritik. Kritik er aldrig vejen frem – kritik underminerer barnets selvværd og giver modstand. Hvis barnet har svært ved at holde sig fra store mængder slik og sodavand, så lad være med at skælde ud.

Skæld ud giver bagslag i det lange løb. Barnet har brug for støtte, forståelse og omsorg – ikke kritik og dårlig selvfølelse. Overse barnets mad med måde, og læg en dæmper på kommentarerne om madvalg fra barnets side. Prøv hellere at skubbe barnet forsigtigt i den rigtige retning på en rummelig og opmuntrende måde.

Barnet har brug for gode forældre-forbilleder. Det er derfor væsentligt at hele familien lever den livsstil som barnet skal leve. Desværre har jeg set mange eksempler på at forældre havde masser af slik og chips i skabene, mens deres barn kæmpede med at tabe sig. Naturligvis skal barnet lære at modstå slik fra omgivelserne, men ikke i sit eget hjem. Det er ikke en stor støtte for et barn at blive konfronteret med svære valg i hjemmet. Hvis et barn kæmper med overvægt, skal der ikke være lokkende tilbud i skabe og skuffer. Som forældre skal man tage ansvaret for at skabe nogle gode livstilsrammer og opbygge gode vaner.

Benyt ikke mad og slik til straf og belønning.

Ikke noget med at erstatte kærlighed, anerkendelse, accept eller omsorg med noget spiseligt. Barnet skal ikke lære at kompensere med mad hvis der fx er konflikter med venner/veninder.

Forældre skal også tage et ansvar for at sige nej.

Som forældre skal vi have overblikket over hvor meget sukker og fedt vores børn har godt af. Børn har brug for at der bliver sat grænser for dem (selvom de gør modstand og bekriger vores beslutning).

Giv barnet en masse omsorg og kærlighed i form af opmærksomhed, leg, krammer og hyggestunder. Derved minimerer I som forældre risikoen for at barnet lærer at erstatte omsorg med mad. Hvis barnet ikke lærer at regulere sine følelser hensigtsmæssigt (uden mad), er det faktisk et af de største risikoparametre for udvikling af en spiseforstyrrelse[2]. Derudover er en god selvfølelse og et godt selvværd en stærk modstander.

Hvis barnet ikke føler sig god nok eller værd at elske, kan det let overføres til *jeg ser ikke godt nok ud* eller *jeg er for tyk*.

---

[2] Følelseshåndteringslære er et begreb man arbejder med i psykologien. Opsøg nettet eller fagspecialister for at få mere viden om begrebet.

En spiseforstyrrelse er en kompliceret lidelse. Hvis børn viser tegn på forstyrret spisning, kræver det specialiseret behandling. Opsøg derfor egen læge og andre fagspecialister hvis I har mistanke om at jeres barn lider af en spiseforstyrrelse.

Relationer som støtter dig

Dette sidste emne handler om hvordan du kan få dine relationer til at være en støtte for dig i dit liv.

Hvilke relationer i dit liv får dig til at trives? Hvilke relationer i dit liv får dig til at mistrives? Visse relationer kan desværre være så belastende for os at vi mistrives. Det kan blive nødvendigt at få ryddet lidt op i sine relationer, fordi de har en stor påvirkning på vores livsstil. Vores forældre og nære omgivelser har lært os mange spisevaner og spiseregler, men andre relationer er også med til at vedligeholde både hensigtsmæssige og uhensigtsmæssige vaner. Når du er sammen med dine forældre, spiser du for meget, fordi mor forventer en god appetit og at maden bliver spist.

Når du besøger din slikglade veninde, bliver du kritiseret for ikke at have taget slik med til hyggen. Når din kæreste, som udmærket godt ved at du skal spise sundt, køber fastfood, fordi han ikke tager på i vægt. Uanset hvad skal dine relationer være dig en hjælp og en støtte på din vej mod et sundere liv.

Din omgangkreds kan fx læse denne bog og få en større viden om hvad du kæmper med. De kan lade være med at lokke dig til at købe eller spise noget du ikke ønsker.

De kan lukke ned for kommentarerne om din vægt og kropsform. De kan hjælpe dig når du har det svært.

Pårørende vil gerne være en støtte, men tit ved de ikke hvordan den støtte ser ud. Det skal du hjælpe dem med at få et billede af. Du skal tydeligt fortælle dem hvad du vil og ikke vil og hvad du har brug for. Det kan være at der er enkelte i din omgangskreds som du skal slå op med – men bestemte relationer kan være med til at vedligeholde en overspisning.

Det er et stort ønske hos mange jeg taler med at deres familie eller nærmeste kan forstå hvilke udfordringer de gennemlever. Mange pårørende kan have det svært ved at forstå hvorfor en overspiser ikke bare kan holde op med at overspise.

De ofte velmenende råd fra familie og venner er sjældent særlig hjælpsomme. Rådene kan ligefrem være reaktiverende for overspisning. De fleste mennesker, inklusiv måske dig selv før du læste denne bog, har en opfattelse af at overspisning skal bekæmpes med fornuft – sund mad og en masse træning – altså en ret rigid slankekursmentalitet.

Men som du nu ved en del mere om, så er regler, forbud og restriktiv spisning den lige vej ind i en spiseforstyrrelse.

I stedet for at bruge energien på at forklare eller lytte til dårlige råd, er det meget bedre at fortælle din omgangskreds hvordan de kan støtte dig. Sæt dig ned og tænk over hvad netop *du* har brug for, og fortæl så dine omgivelser hvad de skal gøre og hvad de ikke skal gøre. Du kan lade dig inspirere at det følgende:

- Lad være med at kommentere min spisning
- Prik ikke til min følelse af skyld og skam over noget jeg spiser eller har spist
- Send mig ikke kritiske blikke når jeg spiser
- Fortæl mig ikke hvad jeg skal spise for at tabe mig
- Lad være med at kommentere min kropsform og vægt
- Pres mig ikke til at træne
- Hjælp mig med at have gode madvarer i huset
- Hjælp mig med at lave gode almindelige måltider
- Frist mig ikke unødigt med fastfood, slik, chips, kager eller sodavand
- Accepter at det er svært for mig og at det tager tid (selvom du ikke forstår det)

Du kan selv fortsætte listen.

Konflikter i parforhold, forældreskab, venner/veninder, udddannelse og job kan påvirke dit overskud til at arbejde med dig selv. Bestemte konflikter eller relationer kan være årsagen til at du fortsætter med at overspise. Få kigget dine relationer efter i sømmene, og vær ærlig over for dig selv hvis du mistrives i nogle af dem – måske er det tid til at træffe nogle afgørende valg for dig selv og din lykke.

Yderligere hjælp

Jeg håber at du haft gavn af at læse min bog om overspisning.

Forhåbentlig har du fået et godt indblik i hvordan du hjælper dig selv eller hvordan du kan støtte en person med en forstyrret spisning.

En spiseforstyrrelse er en lidelse med mange forskellige facetter og årsagsforklaringer. Det er vanskeligt at udarbejde en behandlingsplan der kan hjælpe alle. Hvis du oplever at du fortsat har store udfordringer med dine spisevaner, vil jeg anbefale dig at søge yderligere hjælp hos egen praktiserende læge, diætist, psykolog. Du er også velkommen til at kontakte mig.

Du kan kigge forbi min hjemmeside og tilmelde dig mit nyhedsbrev – der er jævnligt flere gode råd til at overvinde en overspisning.

Jeg hører også gerne fra dig hvis du har ris/ros til bogen eller hvis du har en historie som du gerne vil dele.

Mange hilsner og alt godt fremover.

Christina Villendrup Lynge, autoriseret psykolog,

www.christina-lynge.dk